fique em forma depois da gravidez

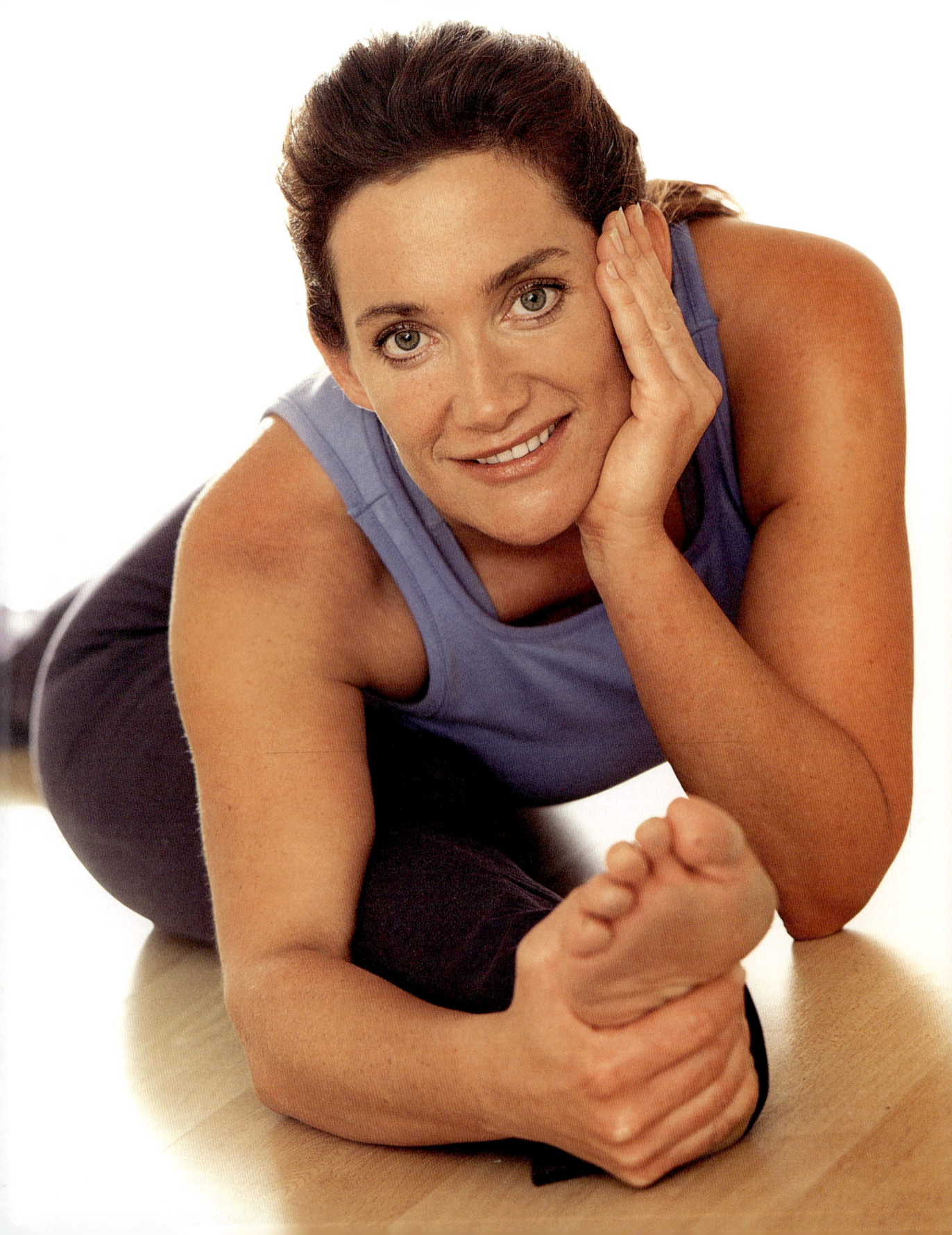

Deborah Mackin

fique em forma depois da gravidez

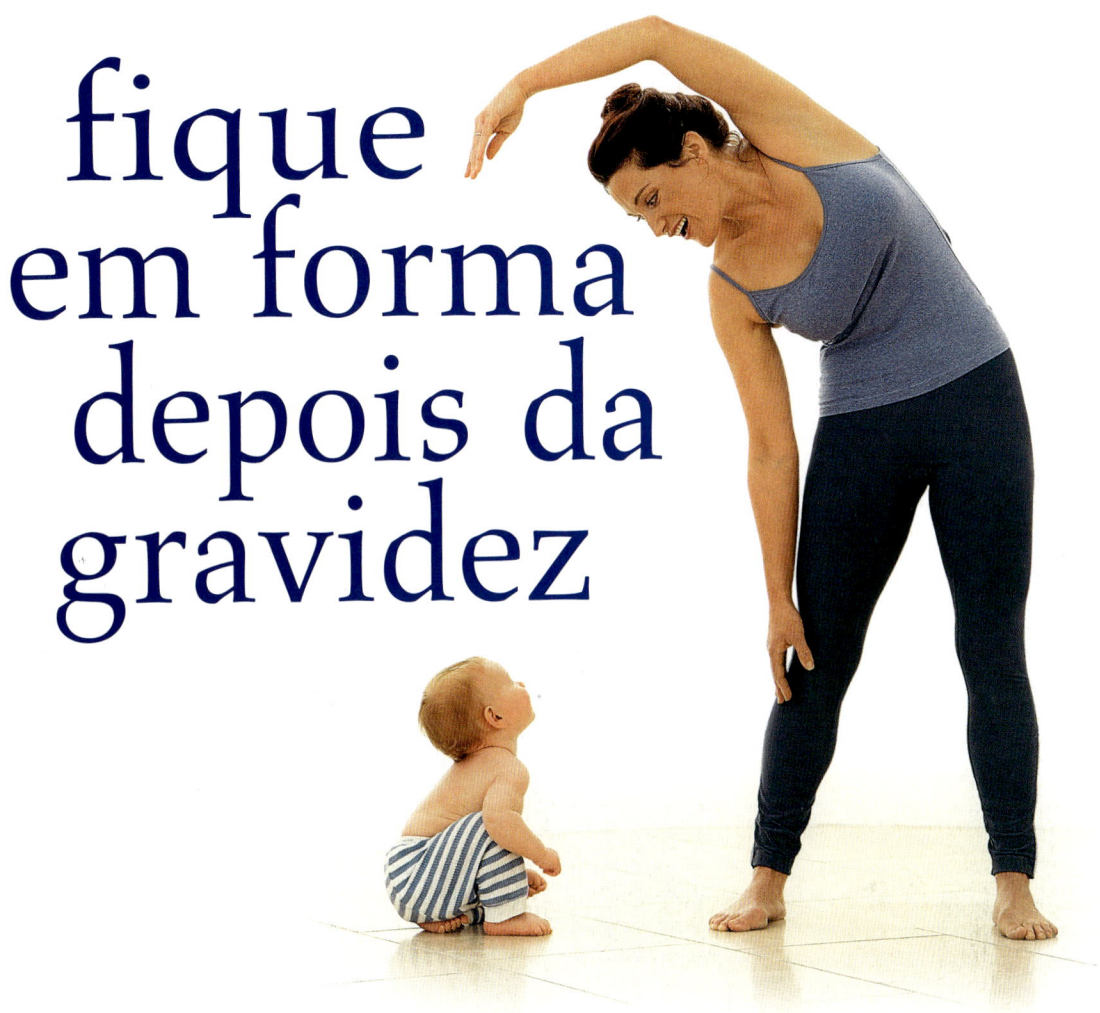

fotografia de
Ruth Jenkinson

PubliFolha

Um livro da Dorling Kindersley
www.dk.com

Título original: *Getting Back in Shape*

Copyright © 2003 Dorling Kindersley Limited
Copyright do texto © 2003 Deborah Mackin
Copyright © 2008 Publifolha – Divisão de Publicações da
Empresa Folha da Manhã S.A.

Todos os direitos reservados. Nenhuma parte desta obra pode ser reproduzida, arquivada ou transmitida de nenhuma forma ou por nenhum meio, sem a permissão expressa e por escrito da Publifolha – Divisão de Publicações da Empresa Folha da Manhã S.A.

Proibida a comercialização fora do território brasileiro.

COORDENAÇÃO DO PROJETO: PUBLIFOLHA
Assistência editorial: Camila Saraiva
Coordenação de produção gráfica: Soraia Pauli Scarpa
Assistência de produção gráfica: Mariana Metidieri

PRODUÇÃO EDITORIAL: ESTÚDIO SABIÁ
Edição: Silvana Salerno
Tradução: Ibraíma Dafonte Tavares
Preparação de texto: Nina Rizzo
Revisão: Ceci Meira, Célia Regina Rodrigues de Lima, Hebe Lucas
Editoração eletrônica: Pólen Editorial

EDIÇÃO ORIGINAL: DORLING KINDERSLEY
Editora sênior: Liz Coghill
Editor de arte: Nicola Rodway
Editora do projeto: Susannah Steel
Editor de arte do projeto: Nick Harris
Diagramação: Karen Constanti
Controle de produção: Heather Hughes
Editora gerente: Anna Davidson
Editor de arte gerente: Emma Forge
Fotografia e direção de arte: Sally Smallwood
Projeto da capa: Nicola Powling
Editora da capa: Jane Oliver-Jedrzejak

Consulte sempre um médico antes de iniciar qualquer programa de exercícios físicos ou de nutrição.

Dados Internacionais de Catalogação na Publicação (CIP)
(Câmara Brasileira do Livro, SP, Brasil)

Mackin, Deborah
   Fique em forma depois da gravidez / Deborah Mackin [tradução Ibraíma Dafonte Tavares] ; fotografia de Ruth Jenkinson. – São Paulo : Publifolha, 2008.

   Título original: Getting back in shape
   ISBN 978-85-7402-946-7

   1. Aptidão física em mulheres 2. Cuidados pós-natal 3. Exercícios físicos para mulheres 4. Mulheres – Nutrição 5. Mulheres – Saúde e higiene I. Jenkinson, Ruth. II. Título.

08-06032   CDD-618.6
                                                                                 NLM-WQ 500

Índices para catálogo sistemático:
1. Pós-parto : Cuidados : Medicina   618.6

PUBLIFOLHA
Divisão de Publicações do Grupo Folha
Al. Barão de Limeira, 401, 6º andar
CEP 01202-900, São Paulo, SP
Tel.: (11) 3224-2186/2187/2197
www.publifolha.com.br

Este livro foi impresso pela Gráfica Corprint em julho de 2008 sobre papel couché fosco 115 g/m².

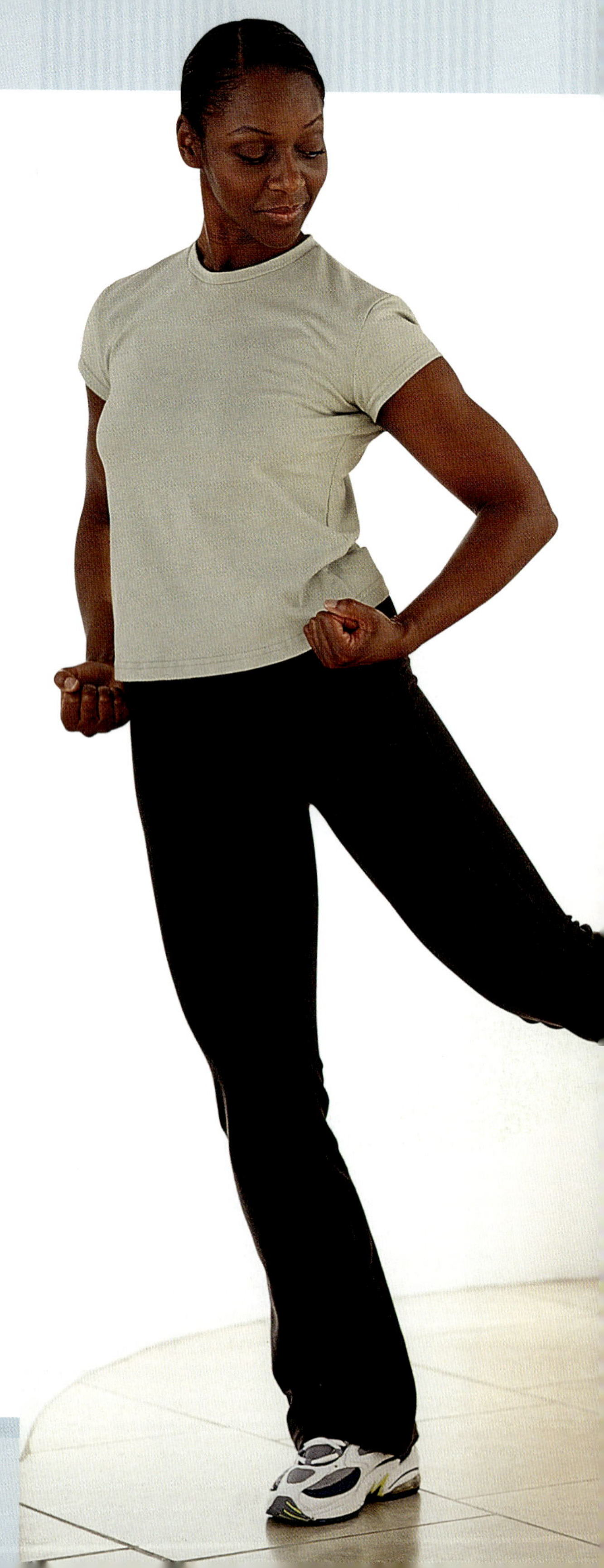

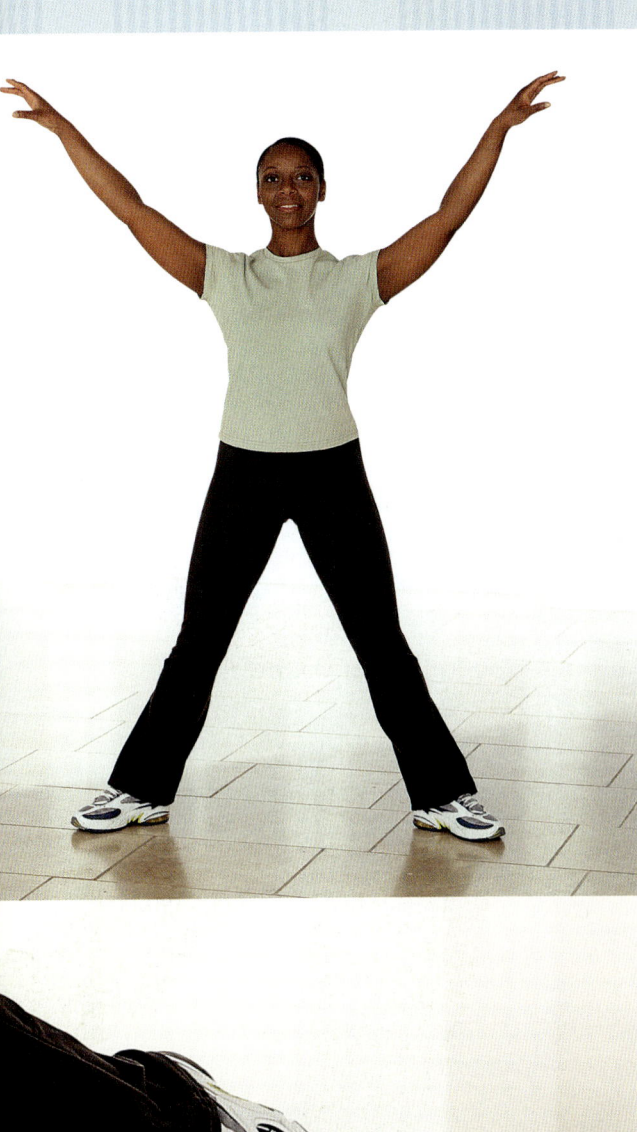

sumário

Introdução 6
Antes de começar 8

parte 1
as primeiras seis semanas
Conselhos e orientações 12
Cesariana 14
O assoalho pélvico 16
Postura 18
Alívio da dor e da tensão nas costas 22
Abdominais 24
Relaxamento e alongamento 26
Como alongar costas, ombros e pescoço 28

parte 2
depois da sexta semana
Exercícios para aquecer e energizar 32
Parte inferior do corpo 50
Aeróbica para a parte inferior do corpo 66
Parte superior do corpo 68
Exercícios abdominais 80
Alongamento e relaxamento 90

parte 3
nutrição
Amamentação e dieta 102
Ossos fortes 104
Alimentação balanceada 106
Como melhorar o metabolismo 110
Carboidratos 112
Proteínas 114
Frutas, legumes e verduras 116
Mantenha um diário 118
Em forma para sempre 120

Glossário 122
Endereços úteis 125
Índice remissivo 126
Agradecimentos / Sobre a autora 128

introdução

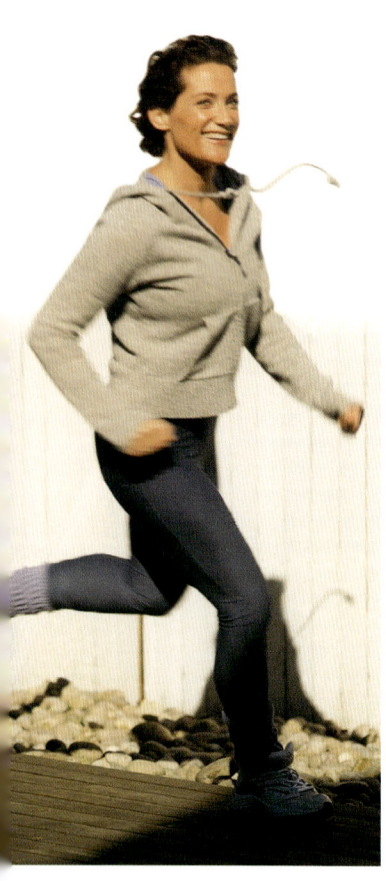

Dou aulas de dança e ginástica há quase 20 anos, e, embora já tenha trabalhado com bombeiros, jogadores de futebol e de rúgbi e muitos outros homens, a fonte de inspiração para este livro são as mulheres – especialmente as mães. Meu objetivo é ajudar você a entrar em forma e a começar o processo de recuperação depois da gravidez e do parto.

Vinte anos atrás, o enorme interesse na descoberta de formas novas e instigantes de condicionar fisicamente as pessoas levou à criação de uma grande variedade de exercícios e aulas. Graças à disponibilidade de aulas de dança, ioga e artes marciais, muitas mulheres descobriram o prazer de se exercitar de forma positiva e satisfatória. Para quem odiava as aulas de educação física na escola, é um alívio e uma alegria poder mexer o corpo sem precisar ser a mais rápida ou a melhor. O elemento mais gratificante do meu trabalho é ajudar as pessoas a gostar do próprio corpo e aliviar o estresse das tarefas cotidianas.

Centenas de mulheres já me disseram que fazer uma atividade física prazerosa é essencial para seu bem-estar, para seu equilíbrio físico e emocional. Muitas consideram o exercício físico uma maneira de manter a sanidade mental. Essas são as convertidas – elas conhecem todos os benefícios de estar em forma. Ter um filho não significa ter de abandonar essa experiência, nem que é tarde demais para começar. Não importa a circunstância, qualquer hora é a melhor hora para entrar em forma.

Coloquei neste livro exercícios e informações essenciais para você emagrecer e recuperar a energia e a vitalidade. Procurei ater-me ao essencial, pois quem tem filhos não tem tempo para atividades desnecessárias! No entanto, lembre-se de que exercícios físicos e boa alimentação não são luxos que possam ser dispensados. São prioridade.

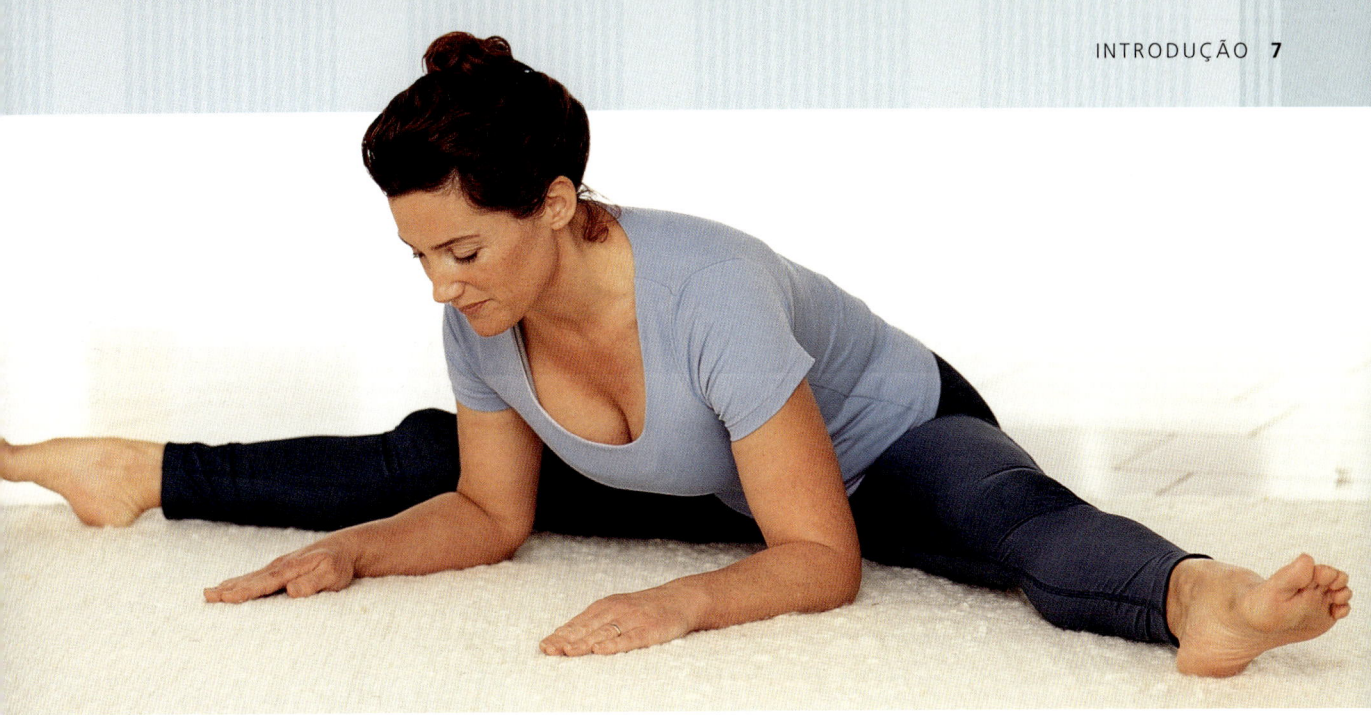

Reserve tempo para entrar em forma: 10 minutos, três vezes por semana, é um bom ponto de partida. Programe-se e lute para que o tempo reservado aos exercícios não seja varrido do mapa pelas pressões do dia-a-dia. Começar é o mais difícil, e saiba que é possível recomeçar sempre.

Assim, se você precisa de motivação, orientação e conselhos para entrar em forma e manter a saúde depois de ter um filho, este é o livro certo. Não importa se o seu filho tem 10 dias ou 10 anos, espero que esta obra a estimule a se mexer.

Aproveite,

Deborah

antes de começar

Para ser bom, o programa de exercícios deve se mostrar seguro, eficaz e agradável. É importante favorecer a qualidade dos movimentos, e não a quantidade. Os exercícios que incluí neste livro são populares porque funcionam: alguns benefícios poderão ser sentidos de imediato, ao passo que outros demorarão um pouco mais para acontecer.

PREPARE-SE

- Use tênis adequados, um bom top de ginástica (ver p. 103) e roupas confortáveis, de preferência de algodão
- Mantenha seu kit de ginástica pronto para ser usado quando surgir uma ocasião. Se quiser, acrescente à mochila pesos de mão ou para o tornozelo, um caderno e um relógio, para registrar seus progressos
- Tenha sempre uma garrafa de água por perto
- Se o piso da sua casa for de madeira, use um colchonete, um tapete antiderrapante ou uma toalha grossa
- Ponha música animada para fazer os exercícios com carga e uma relaxante para o alongamento
- De preferência, exercite-se em um ambiente amplo e com espelho

motivação e orientações

É fácil ignorar as próprias necessidades quando dispomos de apenas alguns minutos sem a interrupção das crianças. É isso o que acontece com a maioria das mães. Muitas mulheres só conseguem aderir a uma rotina de exercícios físicos meses, às vezes anos, depois do nascimento de um filho.

Este livro é realista e eficaz. Apresenta conselhos e exercícios que podem ser incorporados para sempre. Se você tem apenas alguns minutos livres, encontrará aqui exercícios simples para treinar os músculos e sentir-se satisfeita com o próprio corpo. Deixe o livro

Mantenha seu kit num só lugar

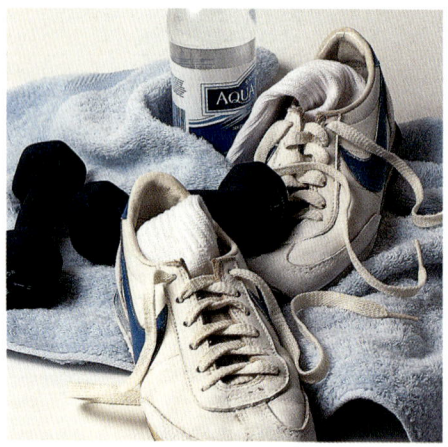

sempre à mão, mergulhe nele sempre que puder e encare-o como uma ferramenta para a vida, e não como um guia pós-natal.

a estrutura do livro

Fique em forma depois da gravidez está dividido em três partes. A Parte 1 trata das primeiras semanas após o nascimento do bebê e se concentra nas regiões do corpo mais afetadas pela gravidez e pelo parto. Três áreas do corpo podem se beneficiar imensamente de exercícios específicos para elas: o assoalho pélvico, as costas e o abdome. Os músculos do assoalho pélvico e do abdome foram estirados na gravidez e no parto, enfraquecendo-se; exercitá-los de forma correta acelera o processo de recuperação. Exercícios de mobilidade e de alongamento ajudam a aliviar as dores e a tensão nas costas – um problema comum após o parto e durante as primeiras semanas de amamentação.

A Parte 2 destina-se às mulheres que aprenderam o básico na Parte 1 e àquelas que já voltaram ao obstetra mais ou menos um mês após o parto. São seis capítulos direcionados a necessidades pontuais. O primeiro traz exercícios de aquecimento energizantes para o corpo todo. Você poderá optar por um treino suave, se estiver com pressa, ou por um aquecimento mais completo, se for continuar se exercitando. Segue-se uma série para a parte inferior do corpo, com exercícios de tonificação e alongamento que melhoram a definição dos músculos e a capacidade cardiorrespiratória. Sempre que quiser um treino aeróbico, introduza algum exercício das pp. 66-67.

O quarto capítulo se concentra na parte superior do corpo e traz exercícios de resistência leves para definir e fortalecer o tronco. Enquanto isso, os exercícios abdominais devem ajudá-la a reverter os efeitos da gravidez no seu corpo. Músculos abdominais fortes sustentam de forma adequada as costas e ajudam a construir uma boa postura. Uma boa seqüência de alongamentos no final irá ajudá-la a relaxar e a aliviar a tensão muscular, ao mesmo tempo que ampliará os movimentos.

As atividades propostas nos seis capítulos da Parte 2 podem ser realizadas separadamente ou ao mesmo tempo, e há também sugestões para você estender seu treinamento com atividades complementares, entre as quais caminhadas, natação, corridas e dança. Combine os exercícios deste programa versátil e progressivo e maximize seu tempo, sua energia e seu condicionamento, mas sempre comece com um aquecimento e, antes de dar o treino por encerrado, realize um desaquecimento de pelo menos cinco minutos. Se os seus planos de se exercitar falharem, lembre que sempre é possível recomeçar.

A Parte 3 do livro é dedicada à nutrição e traz todas as informações necessárias para você viver com saúde e uma ótima forma física.

POR QUE USAR UM ESPELHO?

É muito difícil melhorar o alinhamento das articulações e a postura quando não enxergamos o que estamos fazendo, por isso tente se exercitar na frente de um espelho grande.

Habitue-se a verificar não se você está bonita, mas se os seus ombros estão ou não alinhados. Eles estão relaxados ou arqueados na direção das orelhas? Sua pelve está encaixada e os joelhos, ligeiramente flexionados? Aprenda a manter-se na postura correta e seja precisa em todos os movimentos. A precisão vem da prática, assim como os movimentos graciosos e eficazes.

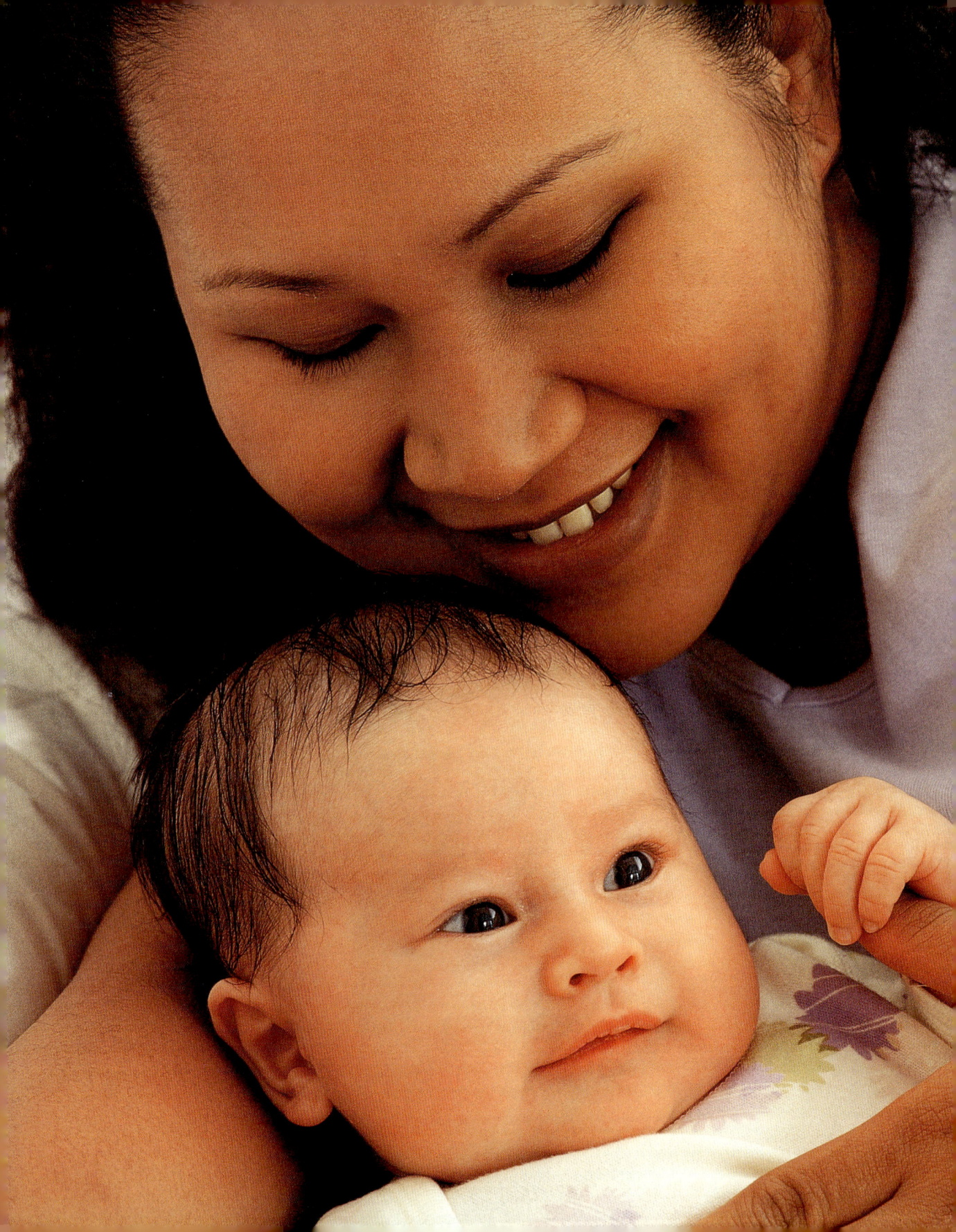

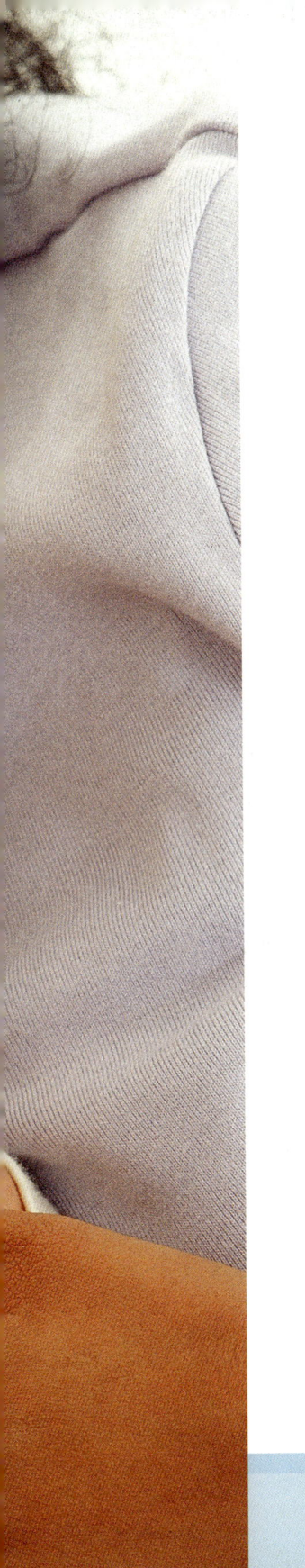

1

AS PRIMEIRAS
SEIS SEMANAS

A Parte 1 abrange as primeiras semanas após o nascimento do bebê. As áreas que precisam de mais atenção são o assoalho pélvico, os músculos abdominais e a postura. Comece estes exercícios de mobilidade simples mas eficazes, bem como o alongamento, pouco tempo depois do parto. Assim você vai acelerar sua recuperação, melhorar a circulação e aliviar a dor nas costas.

conselhos e orientações

Seu corpo acaba de passar por modificações profundas e levará vários meses para recuperar a antiga forma, o tônus e os níveis hormonais. Suas articulações e suas costas ainda estão fracas e vulneráveis, e os exercícios são necessários para restituir-lhes a força, mas é preciso ter cuidado e paciência. Escute seu corpo com mais atenção do que nunca – você pode se machucar se exagerar na dose.

CUIDE DAS COSTAS

- Não carregue nada mais pesado do que o bebê nas primeiras seis semanas
- Ao alimentar ou trocar o bebê, coloque-o na altura do seu peito em vez de abaixar-se
- Ao dirigir ou amamentar, apóie as costas em almofadas
- Fortaleça a parte superior das costas (ver pp. 68-79) para conseguir sustentar o peso extra dos seios
- Carregue o bebê num canguru em vez de apoiá-lo em um lado do quadril

descanso e revigoramento

Nas primeiras semanas após o nascimento do bebê, não é hora de pensar em perder peso, mas de se concentrar em exercícios suaves de mobilidade e de alongamento, em uma boa alimentação e na obtenção de todo o descanso possível. Lembre-se de que suas articulações ainda estão instáveis e os músculos do abdome e da pelve estão estirados e fracos. Os seios estão mais pesados e as costas podem doer mais do que o habitual por causa da postura ao amamentar.

por que estes exercícios?

Muitas mulheres temem se exercitar nesse período, mas é importante lembrar que qualquer exercício é melhor do que exercício nenhum. Apenas 5 ou 10 minutos gastos em áreas cruciais, como postura, costas e assoalho pélvico, bastam para garantir benefícios a longo prazo.

Estes exercícios podem ser realizados logo após o parto: contração do assoalho pélvico (ver p. 17) em qualquer posição, giro da pelve (ver p. 24) em qualquer posição e contração do abdome (ver p. 24) em qualquer posição. Esses são os mais importantes para acelerar a recuperação do assoalho pélvico e da musculatura abdominal e podem ser executados até mesmo por quem passou por uma cesariana.

Os exercícios de mobilidade e de alongamento deste capítulo melhoram a circulação e ajudam a aliviar dores e tensão. Faça-os tão logo se sinta disposta.

no seu ritmo

O condicionamento físico e as condições do parto são específicos de cada mulher, e os primeiros dias do pós-parto podem ser muito exaustivos. Tente não pensar nestes exercícios como mais uma tarefa a cumprir e não desista apenas porque não consegue executar todos eles. Começar é o mais difícil, mas tenha fé! Alguns benefícios são imediatos, outros são sutis e demoram a aparecer.

Se você puder realizar este programa todos os dias, verá resultados rápidos, mas uma vez por semana é melhor do que nada. No mínimo, faça um pouco sempre que puder.

CONSELHOS E ORIENTAÇÕES **13**

como se abaixar

A função dos músculos abdominais é sustentar a coluna, mas depois do parto eles ficam fracos e estirados. Por isso é preciso proteger essa área vulnerável sempre que você se levantar ou se abaixar.

CUIDADO!

Se você sentir dor ou desconforto, interrompa o exercício imediatamente. Cuide de proteger o abdome e as costas ao se levantar e se abaixar. Evite torcer o tronco ou dobrar a cintura e mantenha as costas retas. Incline a pelve para a frente e contraia os músculos abdominais antes de executar o movimento. Faça as pernas trabalharem.

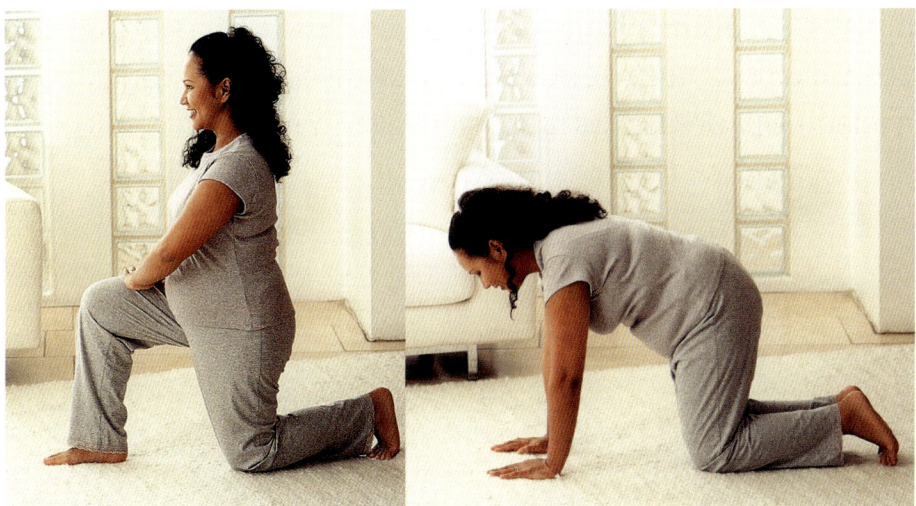

1 Contraia o abdome e leve o pé direito à frente. Ponha as mãos na coxa direita e leve o joelho esquerdo ao chão.

2 Apóie o corpo nos dois joelhos e ponha as mãos no chão, deixando os braços alinhados com os ombros.

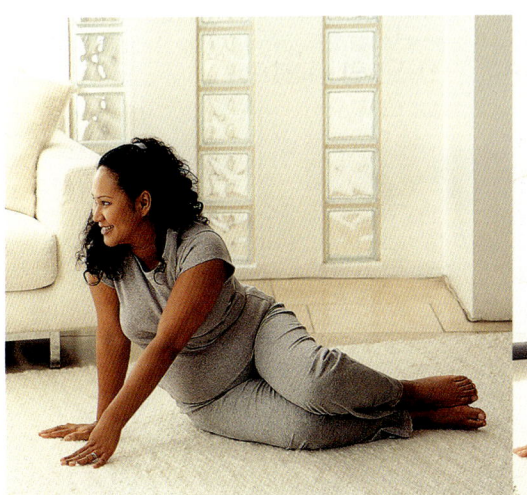

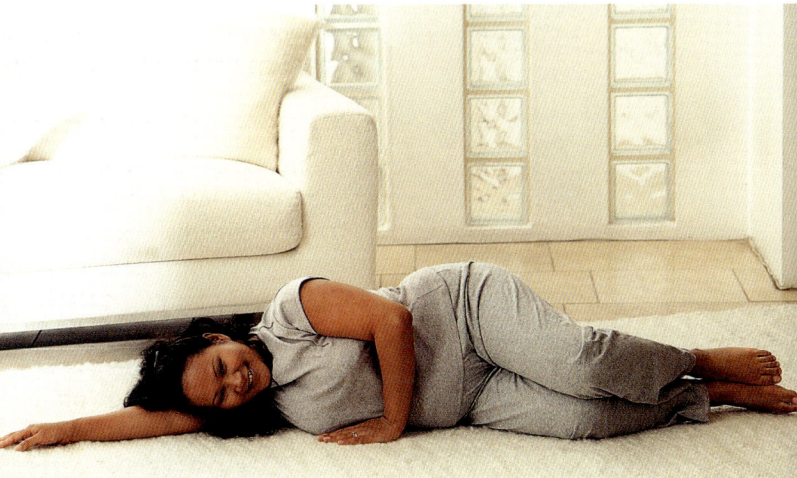

3 Apóie o corpo sobre o quadril direito. Mantenha as mãos apoiadas no chão, à sua frente, para sustentar o peso do corpo.

4 Deite-se devagar, com o abdome contraído. Para ficar de costas, apóie os pés no chão, com os joelhos juntos, e gire o corpo e os membros ao mesmo tempo, sem torcer o tronco. Para se levantar, faça tudo ao contrário.

cesariana

Se você deu à luz por cesariana, estará sentindo um desconforto na região do corte e uma certa dificuldade para subir e descer da cama, andar e achar uma posição confortável para amamentar o bebê. Assim, talvez se sinta encorajada ao saber que exercícios leves podem ajudar a acelerar o processo de recuperação.

AMAMENTAÇÃO

É importante encontrar uma boa posição para amamentar. Experimente várias posições até achar a mais confortável. Em geral, sentar-se numa poltrona é melhor do que na cama. Ponha um livro sob os pés e um travesseiro no colo para apoiar o braço que segura o bebê.

tempo de recuperação

Na cesariana, o músculo reto abdominal (*ver diagrama*, p. 80) é afastado para o lado; depois do parto ele volta para o lugar e se recupera. É normal que a região em torno do corte fique insensível, mas as camadas inferiores da musculatura não são afetadas. O prejuízo aos músculos abdominais é menor do que se imagina.

Para que seu corpo se recupere rapidamente da cirurgia, basta sair da cama duas ou três vezes por dia e dar uma volta pela casa. Para descer da cama, faça movimentos lentos. Comprima o corte com uma das mãos. Vire-se para o lado, mantendo os joelhos juntos e alinhados com os ombros e o quadril, para evitar a torção do tronco. Sente-se e ponha os pés no chão. Sustente os músculos abdominais com um braço e deixe para as pernas o trabalho de erguê-la.

Instintivamente, você se inclinará para a frente a fim de proteger o corte. Procure manter-se bem ereta. Se necessário, comprima a incisão com uma das mãos enquanto caminha.

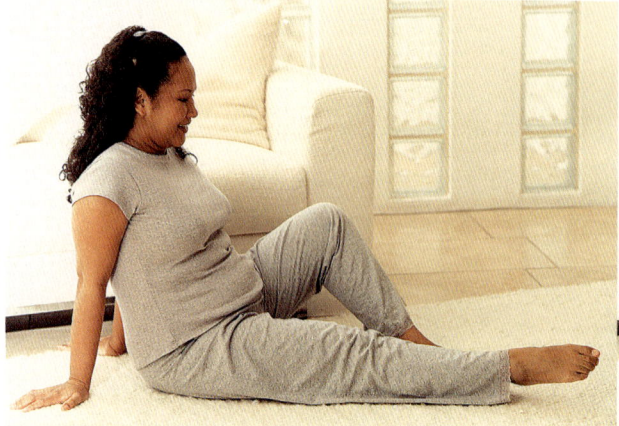

1 Sente-se no chão ou na cama. Estique uma perna e o pé e depois flexione o pé. Repita 20-30 vezes.

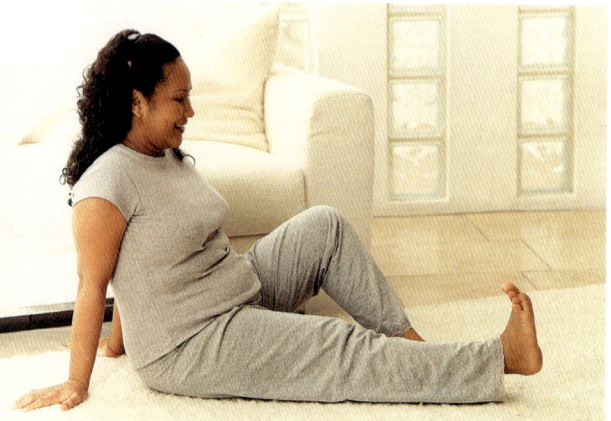

2 A seguir, gire o pé 15 vezes em cada direção. Repita o exercício com a outra perna.

Para voltar para a cama, aproxime-se ao máximo da cabeceira. Passe um braço pelo abdome, sente-se na cama e estenda as pernas sobre ela, uma de cada vez.

exercite-se com segurança

A maioria dos exercícios da Parte 1 pode ser realizada por quem fez cesariana, mas vá devagar. Verifique sempre sua postura e aprenda a abaixar-se e levantar-se de forma segura (*ver p. 13*). Se algum movimento lhe causar desconforto ou dor, pare imediatamente. Se você dispuser de apenas cinco minutos por dia, pratique o exercício da pelve neutra (*ver p. 18*), a contração do assoalho pélvico (*ver p. 17*), as abdominais (*ver p. 24*) e a rotação de ombros (*ver p. 21*).

Após uma cesariana, também vale a pena experimentar exercícios como a respiração profunda, com foco na expiração: segure a região do corte com as mãos e, em vez de tossir, tente "soprar". Isso ajuda a eliminar dos pulmões qualquer secreção. Os exercícios para os tornozelos (*à esquerda*) ajudam a melhorar a circulação e a prevenir a trombose.

> **CUIDADO!**
> Embora a maioria dos exercícios descritos na Parte 1 seja adequada às mulheres que passaram por uma cesariana, um ou dois devem ser evitados. Por favor, leia o boxe Cuidado! antes de se exercitar.

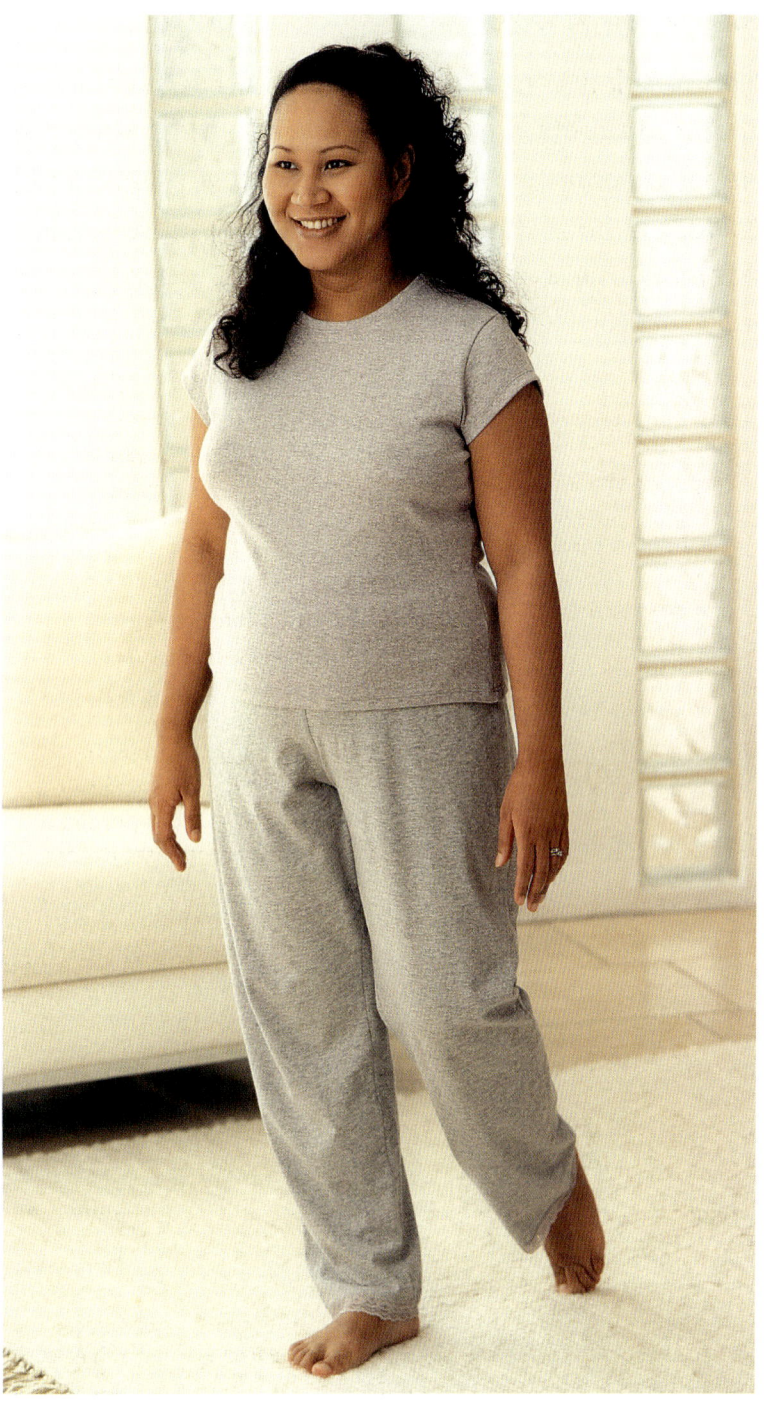

Ande pela casa para acelerar sua recuperação

o assoalho pélvico

Durante a gravidez, os músculos pélvicos sustentam o peso adicional oriundo do bebê, da placenta e do útero aumentado. Após o parto, esses músculos estão estirados e, portanto, enfraquecidos. Por isso, é fundamental exercitá-los tão logo seja possível. Mesmo que você tenha levado pontos, a contração do assoalho pélvico acelera a recuperação. Este exercício deve ser feito todo dia, inclusive no dia do nascimento.

OBJETIVOS
- Ajudar na recuperação
- Prevenir a incontinência urinária e a perda de sensibilidade na pelve
- Restaurar o assoalho pélvico e restabelecer a capacidade orgásmica da mulher

a pelve

O assoalho pélvico é uma rede de músculos que sustenta a bexiga, o intestino e o útero, colaborando também na abertura e no fechamento desses órgãos (ver diagrama à direita). Restabelecer o pleno funcionamento dessa musculatura após o parto é crucial para impedir a incontinência urinária e a insensibilidade da região. O assoalho pélvico é composto de 70% de fibras de contração lenta e 30% de fibras de contração rápida. As fibras de contração lenta respondem pela resistência e sustentam a região pélvica por períodos longos; já as fibras de contração rápida garantem força e velocidade e respondem pela ação reflexa dos esfíncteres anal e uretral. Ambas as fibras musculares devem ser exercitadas em prol da reabilitação do assoalho pélvico (ver *contração do assoalho pélvico, ao lado*). Faça esse exercício, nem que seja o único, pois seus benefícios serão duradouros. Em dois ou três meses, seus músculos terão voltado ao normal.

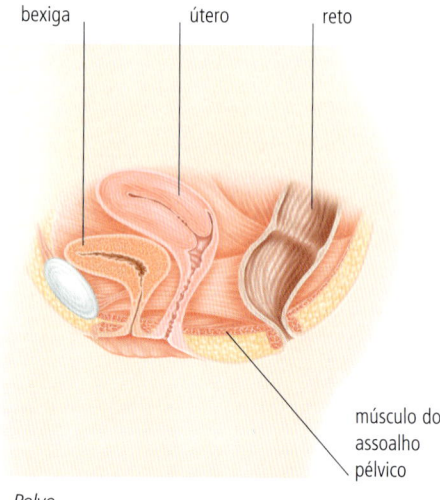

bexiga — útero — reto

músculo do assoalho pélvico

Pelve

SEXO DEPOIS DO PARTO

Muitas mulheres perdem a libido após o parto. Embora esse processo seja natural, pode ser difícil para o parceiro. No que diz respeito a você, é importante que explique ao seu companheiro como se sente e reafirme que a situação é passageira. Reconheça os sentimentos dele e dê-lhe atenção; as necessidades do homem costumam ser ignoradas após o nascimento do bebê. Tentem entender um ao outro. Se preferir, converse com seu obstetra.

contração do assoalho pélvico

Este exercício pode ser realizado em qualquer lugar, mas é mais fácil começar no chão. Repita estes movimentos várias vezes ao dia.

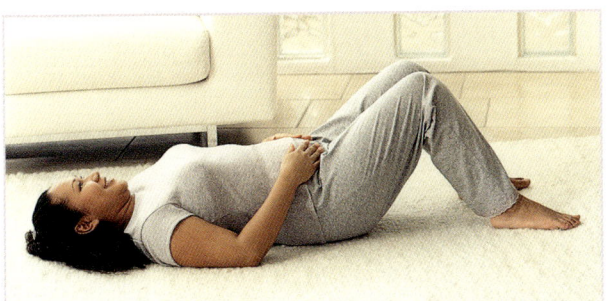

1 Deite de costas, com os pés no chão, os joelhos flexionados e a pelve em posição neutra *(ver p. 24)*. Relaxe o rosto, os ombros e as nádegas. Respire.

2 Contraia a vagina como se quisesse interromper o fluxo de urina. Contraia devagar, contando até 10. Repita 10 vezes. Contraia os músculos tanto quanto puder. Então, passe a contrair os músculos por 1 segundo; repita 20 vezes. Evite tensionar outras partes do corpo.

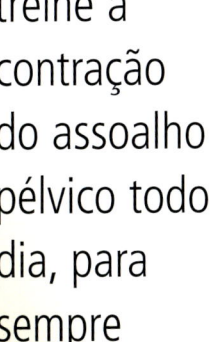

treine a contração do assoalho pélvico todo dia, para sempre

postura

A postura tem a ver com a maneira pela qual você sustenta o corpo. Na postura ideal, o esqueleto é submetido ao mínimo de esforço. A postura correta protege o corpo contra ferimentos, ao passo que a má postura pode resultar em mau jeito e entorses.

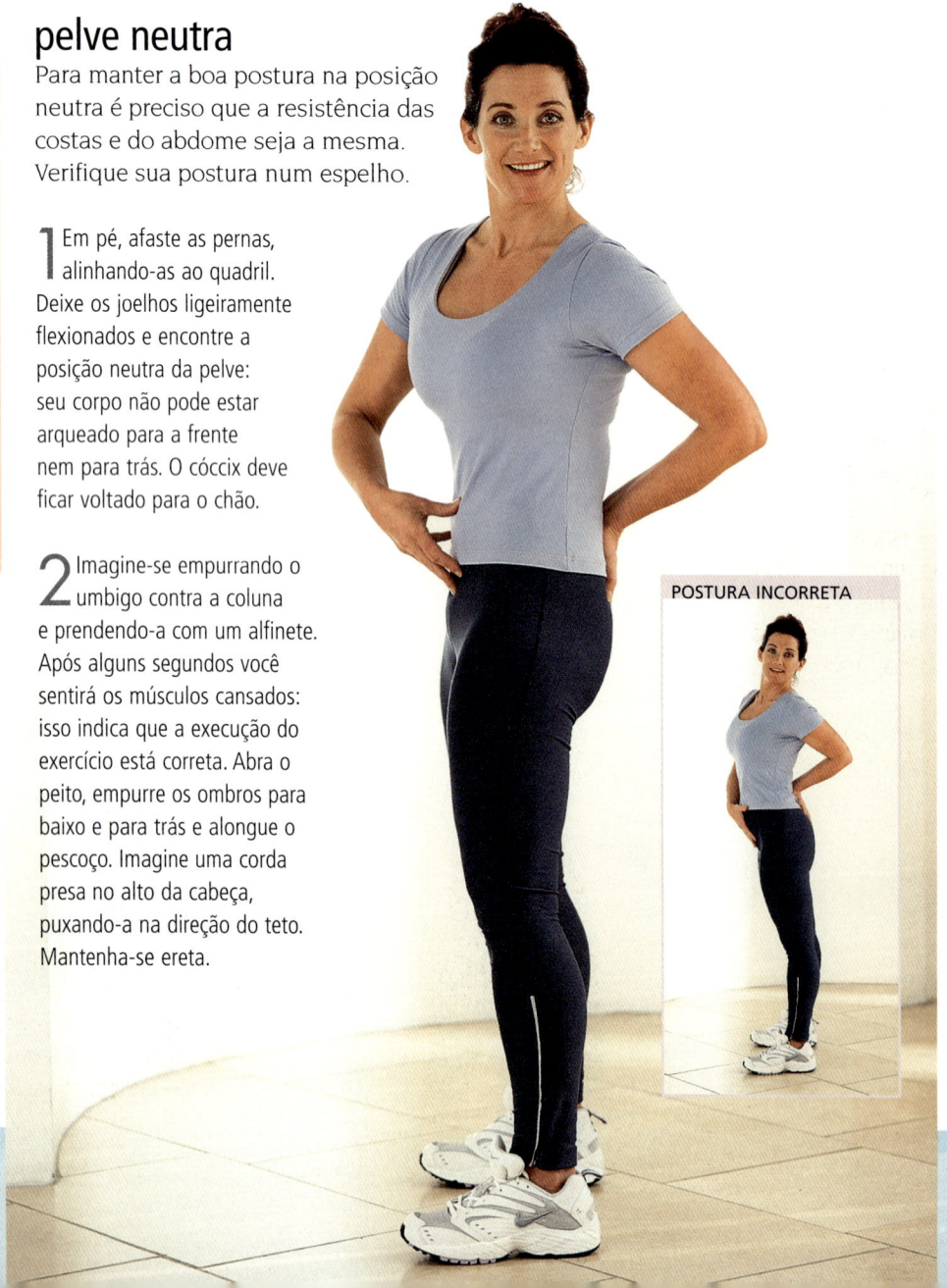

POSTURA INCORRETA

POSIÇÃO NEUTRA

Este é o termo utilizado para descrever a curvatura natural da coluna. Nossa coluna tem três curvas: a cervical, no pescoço; a torácica, na altura do peito; e a lombar, na parte inferior das costas. Essas curvas funcionam como amortecedores e dão força às costas. Permanecendo em pé da forma correta, com a pelve na posição neutra (ver à direita), sustentamos a espinha com mais eficácia.

pelve neutra

Para manter a boa postura na posição neutra é preciso que a resistência das costas e do abdome seja a mesma. Verifique sua postura num espelho.

1 Em pé, afaste as pernas, alinhando-as ao quadril. Deixe os joelhos ligeiramente flexionados e encontre a posição neutra da pelve: seu corpo não pode estar arqueado para a frente nem para trás. O cóccix deve ficar voltado para o chão.

2 Imagine-se empurrando o umbigo contra a coluna e prendendo-a com um alfinete. Após alguns segundos você sentirá os músculos cansados: isso indica que a execução do exercício está correta. Abra o peito, empurre os ombros para baixo e para trás e alongue o pescoço. Imagine uma corda presa no alto da cabeça, puxando-a na direção do teto. Mantenha-se ereta.

fortaleça os músculos abdominais e a parte superior das costas e melhore sua postura

a boa postura melhora a aparência instantaneamente

agachamento de balé (plié)

Este movimento de aquecimento abre o peito, alonga os ombros e energiza. Ponha para tocar uma música animada e movimente-se no seu ritmo. Respire profundamente. Mantenha o fluxo do movimento – ele tem seu próprio impulso. Repita o exercício 10-20 vezes.

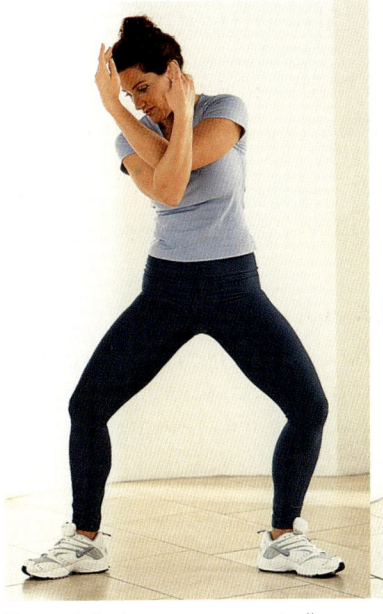

1 Em pé, flexione um pouco os joelhos; afaste bem os pés e cruze os braços.

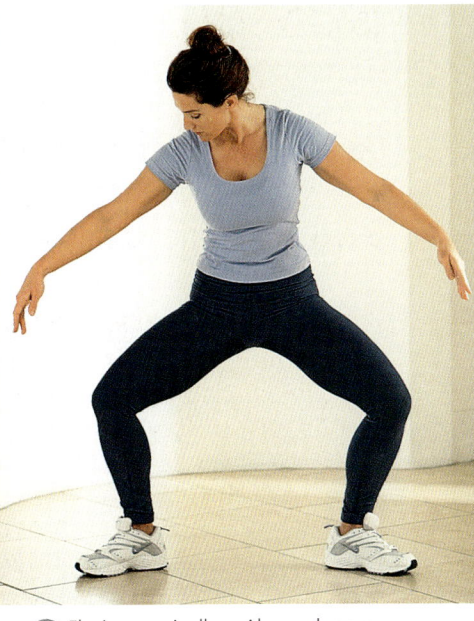

2 Flexione os joelhos. Abra os braços paralelamente às coxas e abra o peito.

3 Gire os braços para cima e cruze-os no alto da cabeça, ao mesmo tempo em que estica as pernas e contrai os glúteos. Olhe para as suas mãos.

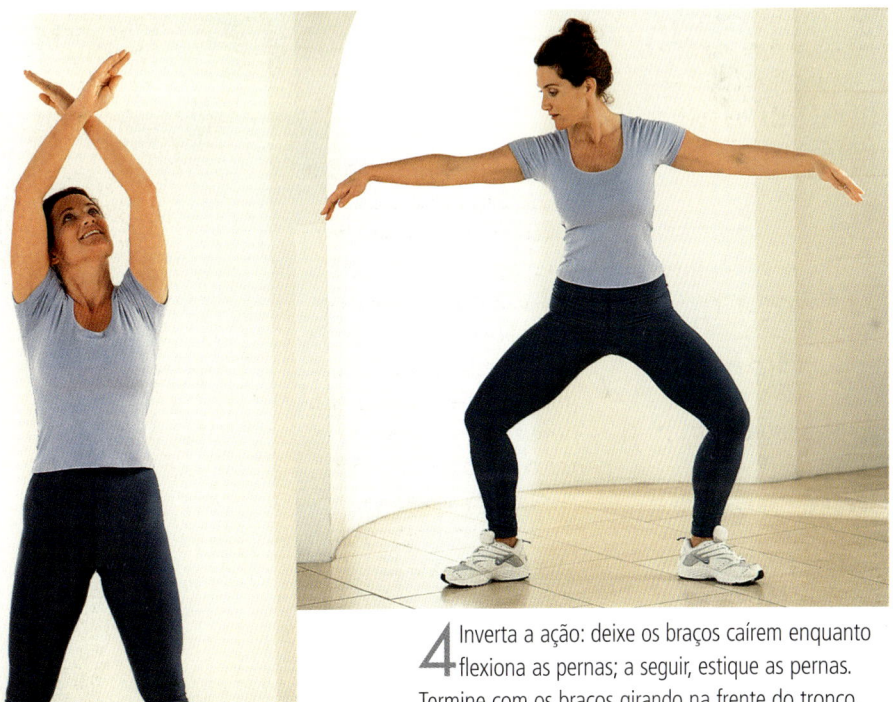

4 Inverta a ação: deixe os braços caírem enquanto flexiona as pernas; a seguir, estique as pernas. Termine com os braços girando na frente do tronco.

COMO COMEÇAR

O alongamento é mais eficiente quando os músculos estão aquecidos e relaxados. No começo, você verá que prende a respiração ao se alongar e chega a tensionar algumas áreas. Relaxe e respire fundo e devagar. Com a prática você verá que é melhor alongar-se enquanto expira, pois é nesse momento que os músculos se soltam.

alongamento do pescoço

Estes exercícios aliviam a tensão causada pelas noites maldormidas e pela má postura na hora de amamentar. Os benefícios são imediatos. Eles podem ser feitos em qualquer hora e lugar, até mesmo durante a amamentação, mas seria melhor executá-los diante de um espelho.

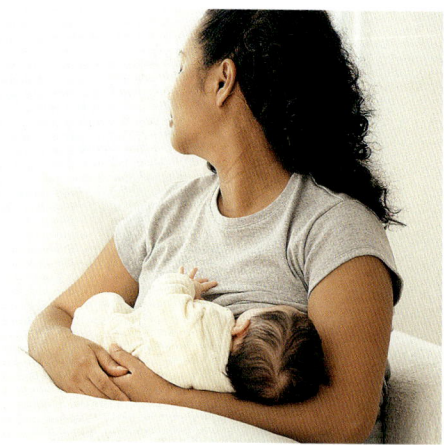

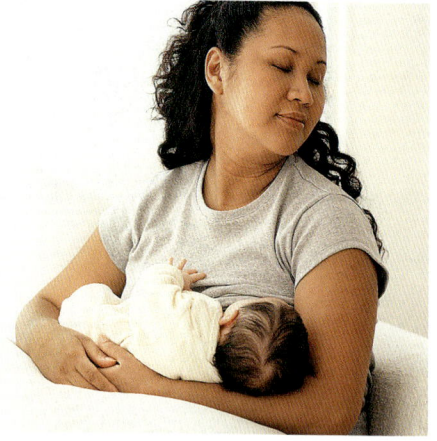

1 Em pé ou sentada, alinhe e relaxe os ombros. Gire a cabeça para a direita o máximo possível.

2 Volte à posição inicial e gire a cabeça para a esquerda. Repita várias vezes, inspirando pelo nariz e expirando pela boca.

alongamento da nuca

Encoste o queixo no peito, afunde as escápulas e empurre o queixo para baixo enquanto expira. Sinta a nuca alongar-se e sustente a posição por 10 segundos.

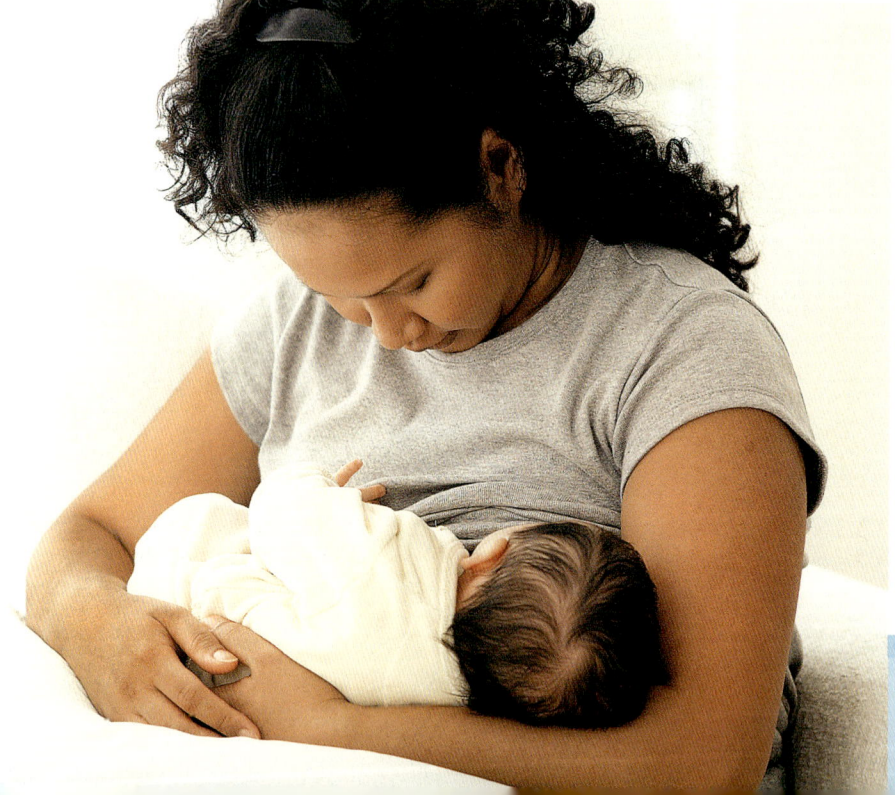

rotação dos ombros

Se você sente dor nas costas, fique ereta para alongar a coluna, respire fundo para restaurar a energia e execute esta rotação de ombros.

Ela é composta de quatro alongamentos que mexem com a articulação dos ombros e ajudam a aliviar a tensão na nuca. Pratique regularmente.

o alongamento alivia a tensão muscular e dá mais amplitude aos movimentos

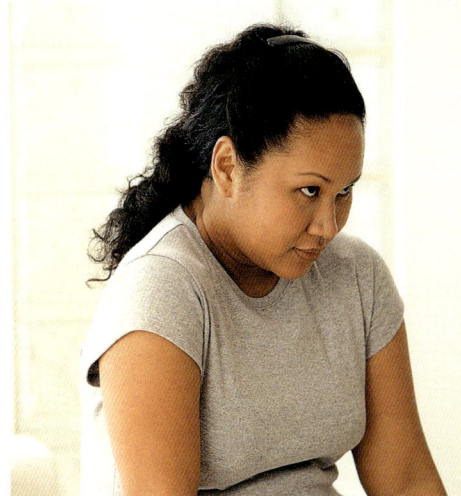

1 Em pé ou sentada, relaxe os braços ao lado do corpo. Empurre os ombros para a frente.

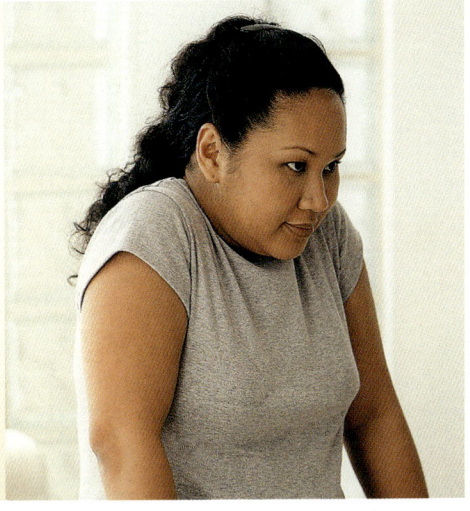

2 Mantenha o resto do corpo imóvel e erga os ombros na direção das orelhas.

3 Gire os ombros para trás, levando as escápulas para o centro.

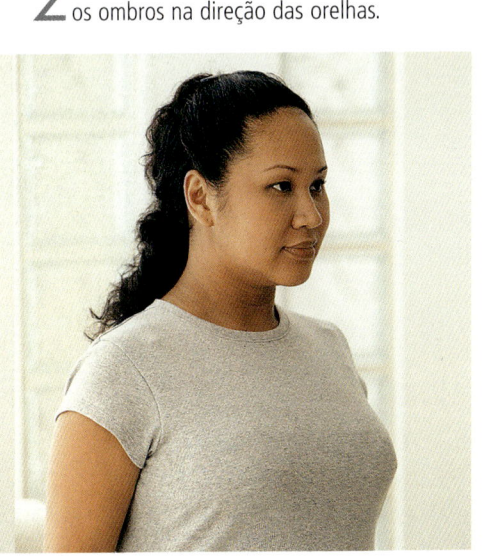

4 Abaixe os ombros. As escápulas deslizam para baixo e o peito se abre.

alívio da dor e da tensão nas costas

Os ligamentos das costas ficam fracos e vulneráveis durante a gravidez. Amamentar e carregar o bebê no colo por longos períodos exacerbam ainda mais a dor. Exercitando a coluna e os músculos das costas, você alivia a tensão e melhora a oxigenação do sangue, acelerando a recuperação.

ALÍVIO PARA A DOR NAS COSTAS

- Quando se inclinar para pegar o bebê, treine a posição neutra da pelve (ver p. 18), flexione os joelhos e contraia os músculos abdominais
- Mantenha as costas e o pescoço esticados, erga a cabeça e relaxe os ombros
- Ao se levantar, use a força das coxas
- Jamais dobre a cintura, pois esse movimento força demais a coluna

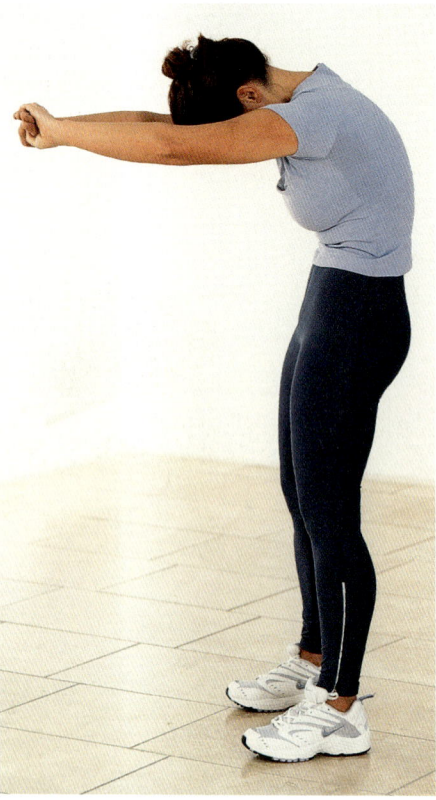

alongamento lateral

Em pé, afaste as pernas na largura do quadril e flexione um pouco os joelhos. Erga o braço direito, alongando o torso. Incline-se para o lado e expire. Contraia o abdome. Repita do outro lado.

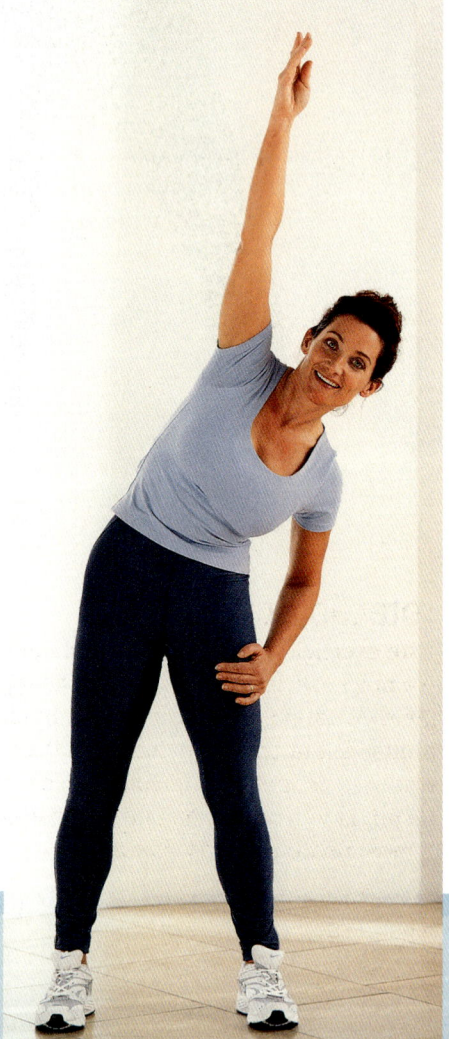

alongamento da parte superior das costas

Em pé, com as pernas ligeiramente afastadas, incline a pelve para a frente. Cruze os dedos das mãos e estique os braços à frente o máximo que puder. Olhe para baixo e relaxe a parte superior das costas.

alongamento da região lombar

Este exercício alonga toda a coluna, mas em especial a região lombar. Em pé, alinhe os pés com o quadril, flexione um pouco os joelhos e apóie as mãos nas coxas. Contraia o abdome, encoste o queixo no peito e role a pelve para a frente, curvando a coluna o máximo possível. Mantenha a posição por alguns segundos e respire fundo. Relaxe, endireite-se, estique-se e repita sempre que sentir dor na área.

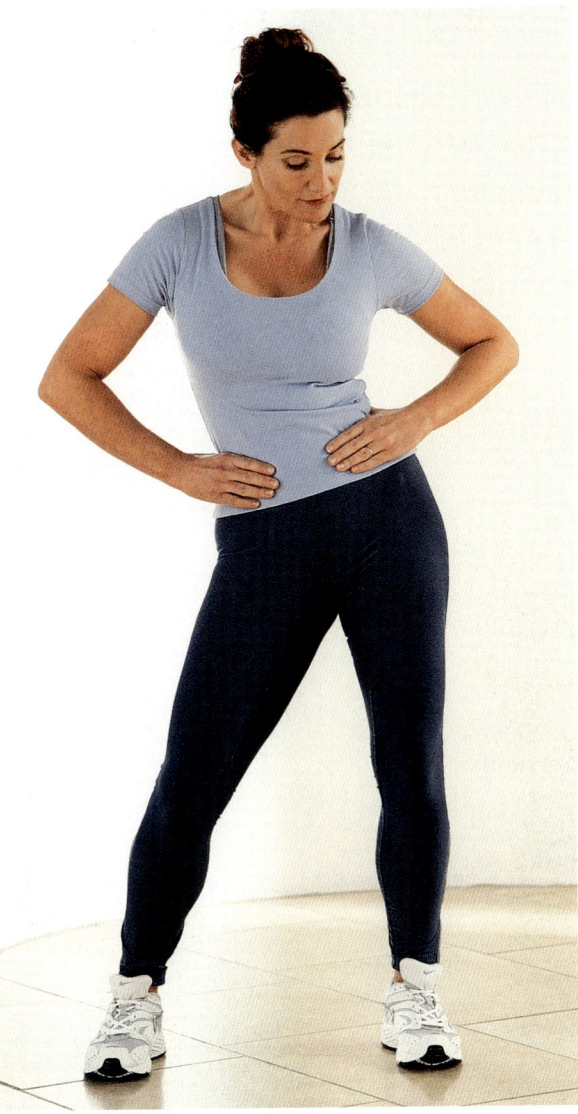

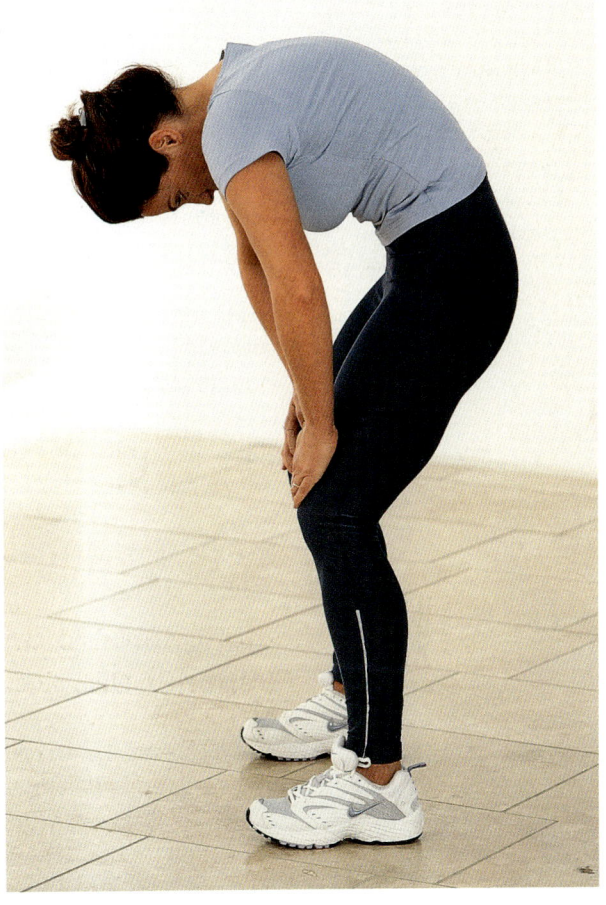

rotação do quadril

Este exercício movimenta a parte inferior das costas e a pelve, alivia a tensão e a dor na região lombar, além de estimular a produção de fluidos nas juntas, o que facilita os movimentos. Ponha as mãos na cintura e descreva um círculo com o quadril, girando-o de um lado a outro. Respire fundo enquanto repete o movimento diversas vezes.

abdominais

Talvez você esteja preocupada com os músculos da sua barriga – na gravidez, eles esticaram por volta de 60 centímetros! Porém, eles respondem ao exercício e voltam à forma antiga rapidamente. A dificuldade desta seqüência é progressiva. Se você estiver em dúvida, faça apenas os dois primeiros exercícios antes de voltar ao obstetra para o *check-up*.

VERIFICAÇÃO DA POSTURA

Deite de costas com os joelhos flexionados e a planta dos pés no chão. Gire a pelve para a frente e para trás, até encontrar a posição em que as costas encostam no chão. Essa é a posição neutra da coluna.

contração do abdome

Este é o exercício abdominal mais importante, uma vez que ele encurta e fortalece o músculo transverso abdominal (*ver p.* 80), que estabiliza a coluna e achata a barriga. Contraia o abdome como se quisesse pregar o umbigo na coluna. Mantenha a posição por 5 segundos e respire normalmente. Repita 10 vezes. Aumente o tempo de contração para 10 segundos.

giro da pelve

O exercício envolve os músculos que ajudam na boa postura. O giro da pelve (*à direita*) ativa os músculos abdominais, retirando a tensão da coluna. Em pé ou deitada, gire a pelve para a frente de modo a alinhar o cóccix com a coluna. Você sentirá o transverso se contrair. Contraia o abdome para que seus músculos trabalhem mais. Segure essa posição por 5-10 segundos enquanto respira normalmente. Relaxe e repita sempre que sentir dor nas costas ou precisar levantar um objeto pesado.

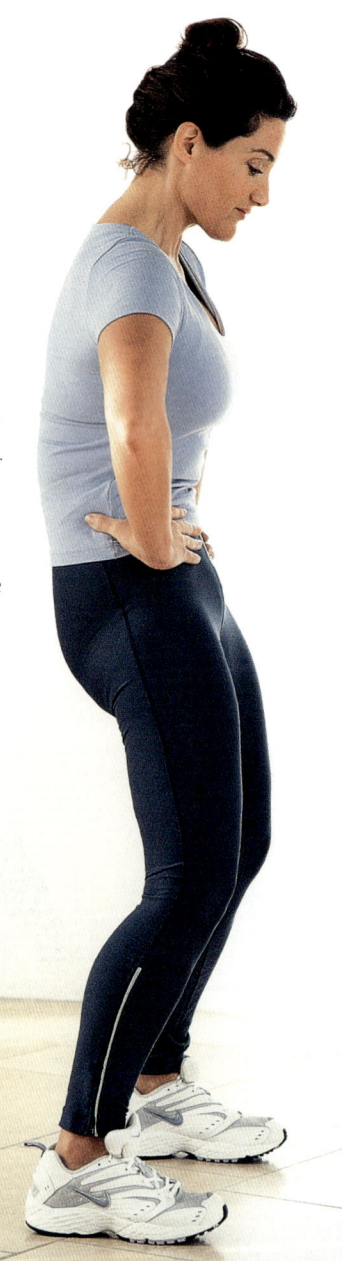

CHECK-UP DO RETO ABDOMINAL

Esta verificação mostra quanto o músculo reto abdominal já se fechou. Deite de costas, com os joelhos flexionados e os pés no chão. Contraia o abdome e levante a cabeça e os ombros. Pressione com os dedos a região abaixo do umbigo, procurando sentir dois músculos. Se você conseguir introduzir mais de dois dedos entre os músculos, ajude-os a se aproximarem um do outro, cruzando as mãos sobre a barriga quando erguer a cabeça.

recondicionamento do abdome

Durante a gravidez, o músculo reto abdominal (*ver p. 80*) pode se abrir. Depois do parto você poderá sentir um espaço de 2-4 dedos entre cada lado do músculo. Esse espaço se fecha com o tempo, e a contração abdominal e o giro da pelve (*na página ao lado*) ajudam a acelerar o processo. Para ver se o músculo está voltando ao normal, faça o *check-up* (*à esquerda*). Se o espaço for maior que dois dedos (inclusive após a sexta semana), não faça torções com o tronco.

básica

Esta abdominal fortalece e realinha o músculo reto do abdome. Faça devagar; é melhor executar 4 movimentos lentos e controlados do que 10 rápidos! Observe o abdome: se ele se abaular, erga menos o tronco, para manter os músculos achatados.

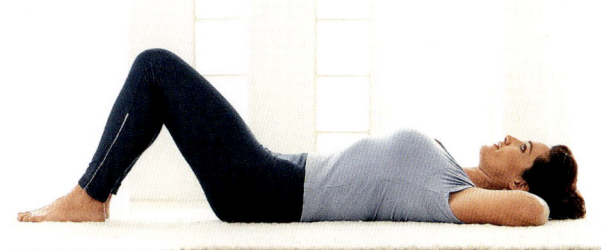

1 Deitada, ponha a pelve em posição neutra, dobre os joelhos e ponha as mãos debaixo da cabeça. Inspire.

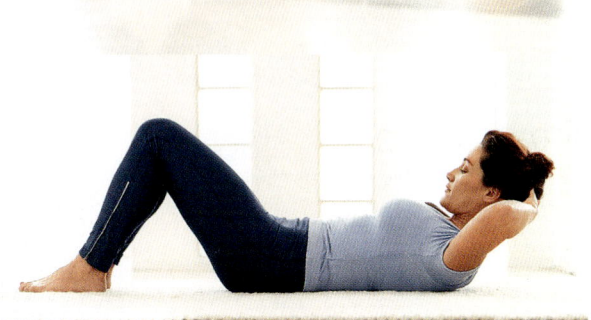

2 Contraia o abdome, expire e tire a cabeça e os ombros do chão, mantendo o pescoço esticado. Inspire e volte. Repita 2-10 vezes, até o músculo doer.

CUIDADO!

Torções abdominais devem ser evitadas até a sexta semana por mulheres que passaram por cesariana.

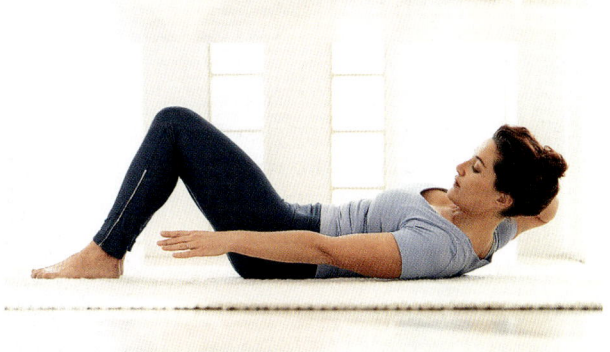

3 Este exercício trabalha o músculo oblíquo, que rotaciona o tronco. Expire e estique o braço esquerdo na direção do tornozelo esquerdo. Inspirando, volte devagar à posição inicial. Repita 2-10 vezes de cada lado, até o músculo doer.

relaxamento e alongamento

Para auxiliar o corpo a se reequilibrar após a gravidez, os músculos precisam de alongamento. Os exercícios destas páginas ajudam a reduzir a tensão. O desequilíbrio muscular causado pela gestação pode e deve ser corrigido para evitar que a má postura se torne um hábito duradouro.

DICAS DE ALONGAMENTO

- Os movimentos devem ser suaves e controlados, e não bruscos
- Jamais alongue músculos frios. Use roupas confortáveis e alongue-se apenas quando estiver aquecida
- O alongamento não deve doer; pare se estiver em dúvida
- Durante o alongamento, todo desconforto cessa quando o movimento pára. Inspire e expire
- Forre o chão com um colchonete ou uma toalha grossa

músculos posteriores da coxa e panturrilha

O encurtamento dos músculos posteriores da coxa é uma causa comum de má postura, dificuldade de movimentação e dores nas costas.

O alongamento regular reduz o problema e melhora o desempenho no esporte e no dia-a-dia. Sinta esse "puxão" na parte mais volumosa da coxa.

1 Deitada, flexione o joelho esquerdo e ponha o pé no chão. Puxe a perna direita na direção do tronco, mantendo os pés apontados para cima.

2 Flexione o pé direito. Durante todo o exercício, mantenha as costas e o quadril no chão.

3 Estique a perna, mantendo o joelho meio flexionado. Expire quando o músculo puxar. Sustente por 10 segundos. Repita com a outra perna.

RELAXAMENTO E ALONGAMENTO

DURAÇÃO DO ALONGAMENTO

O hormônio relaxina, que relaxa a pelve para o parto, permanece no organismo até alguns meses após o nascimento do bebê. Isso significa que, nesse período, as articulações estão suscetíveis a lesões. Os músculos respondem melhor ao alongamento demorado, mas na primeira semana você deve restringir a duração do alongamento a apenas 10 segundos.

quadríceps e flexor do quadril

Faça este exercício em pé ou deitada no chão. Como seus seios estarão sensíveis, deite-se de lado, e não em decúbito frontal. Apóie-se num dos braços. Mantenha os joelhos alinhados e a bacia reta.

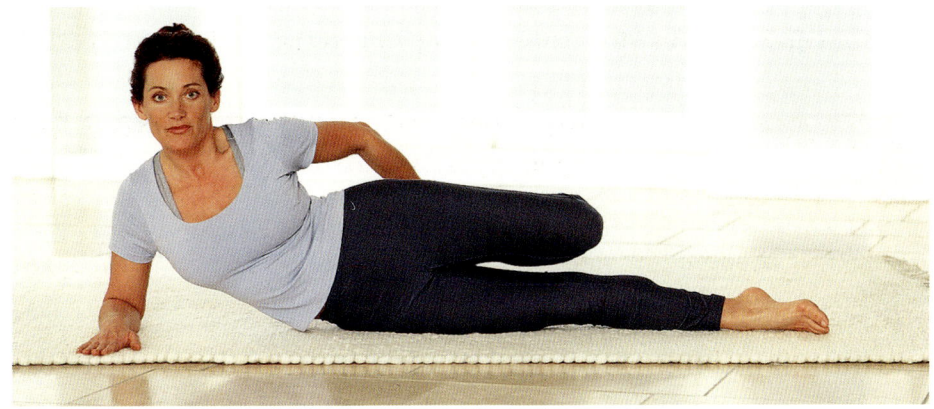

1 Puxe o pé esquerdo para trás das nádegas. Expire e empurre o quadril para a frente. Você vai sentir a musculatura da coxa e da frente do quadril se alongar.

2 Sustente a posição por 5 segundos. Mantenha os joelhos unidos para garantir um bom alongamento. Relaxe e repita do outro lado.

CUIDADO!

Quem fez cesariana deve evitar torções do corpo até a cicatrização do corte. Em caso de dúvida, não arrisque.

alongamento do corpo

No início, este exercício alonga o quadril, as nádegas e a parte externa das coxas. Na seqüência, ele alonga o tronco, a coluna, os ombros e o pescoço. Saia da posição devagar, expire e sinta os músculos relaxarem.

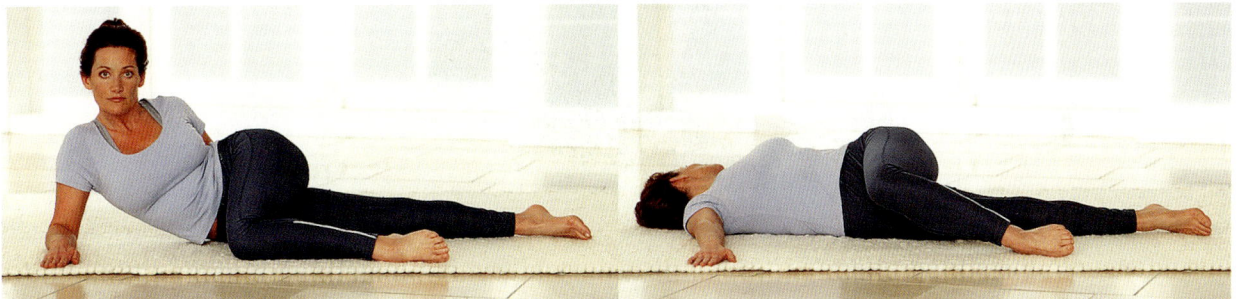

1 Deite de lado, com o cotovelo apoiado no chão. Flexione a outra perna e leve-a à frente.

2 Procure encostar as costas no chão, com os braços abertos. Vire o rosto para trás. Repita do outro lado.

como alongar costas, ombros e pescoço

Ombros constantemente curvados para a frente resultam no enfraquecimento dos músculos da parte superior das costas; já o encurtamento da musculatura posterior da coxa, do flexor do quadril e do quadríceps e o enfraquecimento do abdome causam má postura. Tudo isso pode ser corrigido com os exercícios destas páginas.

OBJETIVOS
- Aumentar a amplitude do movimento
- Facilitar as tarefas do dia-a-dia
- Melhorar o desempenho
- Reduzir o risco de lesões
- Melhorar a postura
- Reduzir a tensão muscular

alongamento do gato

Você sentirá este alongamento revigorante em toda a coluna. Imagine que a cabeça e a pelve vão se encontrar. Puxe para cima a área entre as escápulas e sustente a posição por 10-15 segundos.

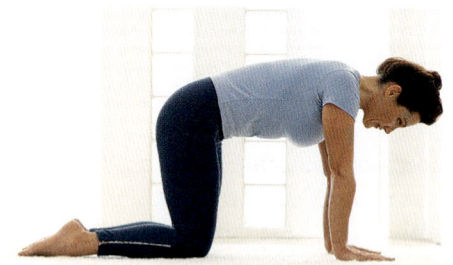
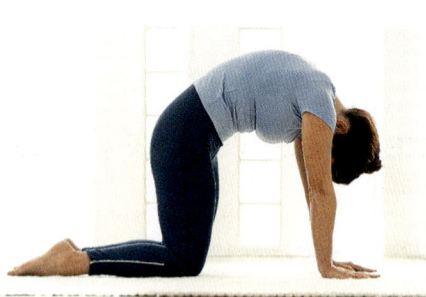

1 Fique de quatro, ponha as mãos embaixo dos ombros e a pelve em posição neutra.

2 Abaixe a cabeça entre os braços e contraia o abdome. Respire.

flexão lateral

Este é um alongamento lateral para a coluna. Mantenha o quadril alinhado com os joelhos enquanto vai virando o corpo com a ajuda das mãos. A coluna deve formar um "c".

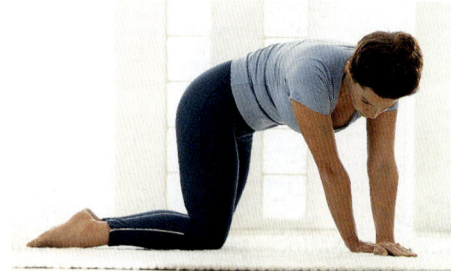
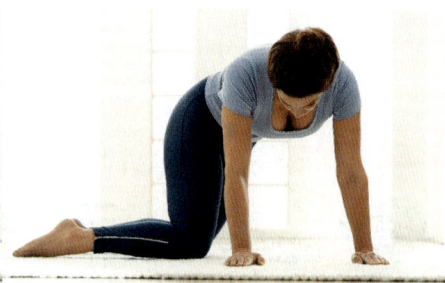

1 Fique de quatro, com a pelve em posição neutra. Respire. Com a ajuda das mãos, vá virando o tronco para um lado.

2 Continue virando até sentir o alongamento em toda a lateral do corpo. Repita do outro lado.

ombros e costas

Apóie-se nos joelhos e nas mãos. Abaixe o quadril sem deixar as nádegas tocarem os pés. Deslize os braços para a frente e apóie a testa no chão. Relaxe e aproveite.

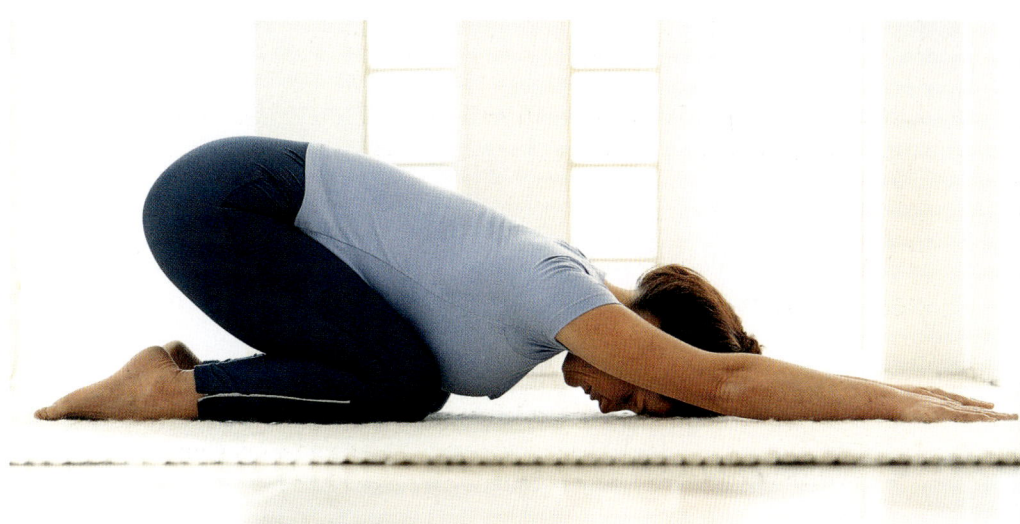

interior das coxas e pescoço

Para alongar a região interna das coxas, a virilha e o quadril, sente-se no chão (se quiser, use uma almofada). Segure os tornozelos e junte a sola dos pés (*abaixo*). Mantenha o tronco erguido, as costas retas e a cabeça puxada por uma corda imaginária. Inspire. Incline o tronco à frente e expire. Sustente a posição. Endireite-se e alongue o pescoço.

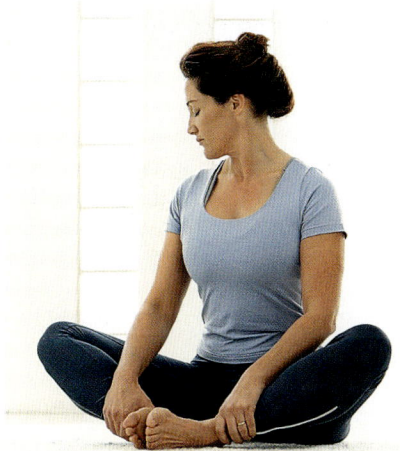 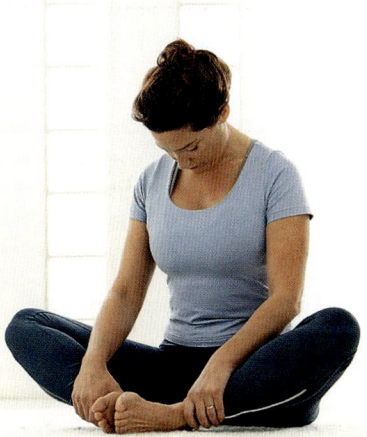 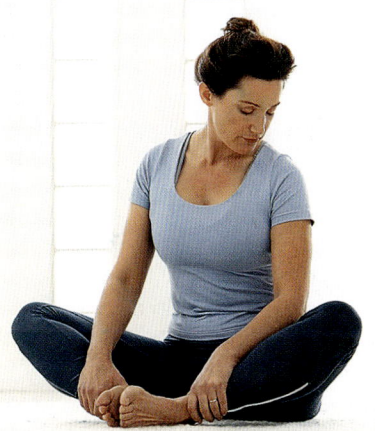

1 Sente-se ereta, com os ombros relaxados. Gire a cabeça para a direita e empurre o queixo para baixo.

2 Gire a cabeça para o centro e abaixe-a até o queixo tocar o peito. Você vai sentir a nuca alongar-se.

3 Devagar, gire a cabeça para a esquerda. Repita os movimentos diversas vezes.

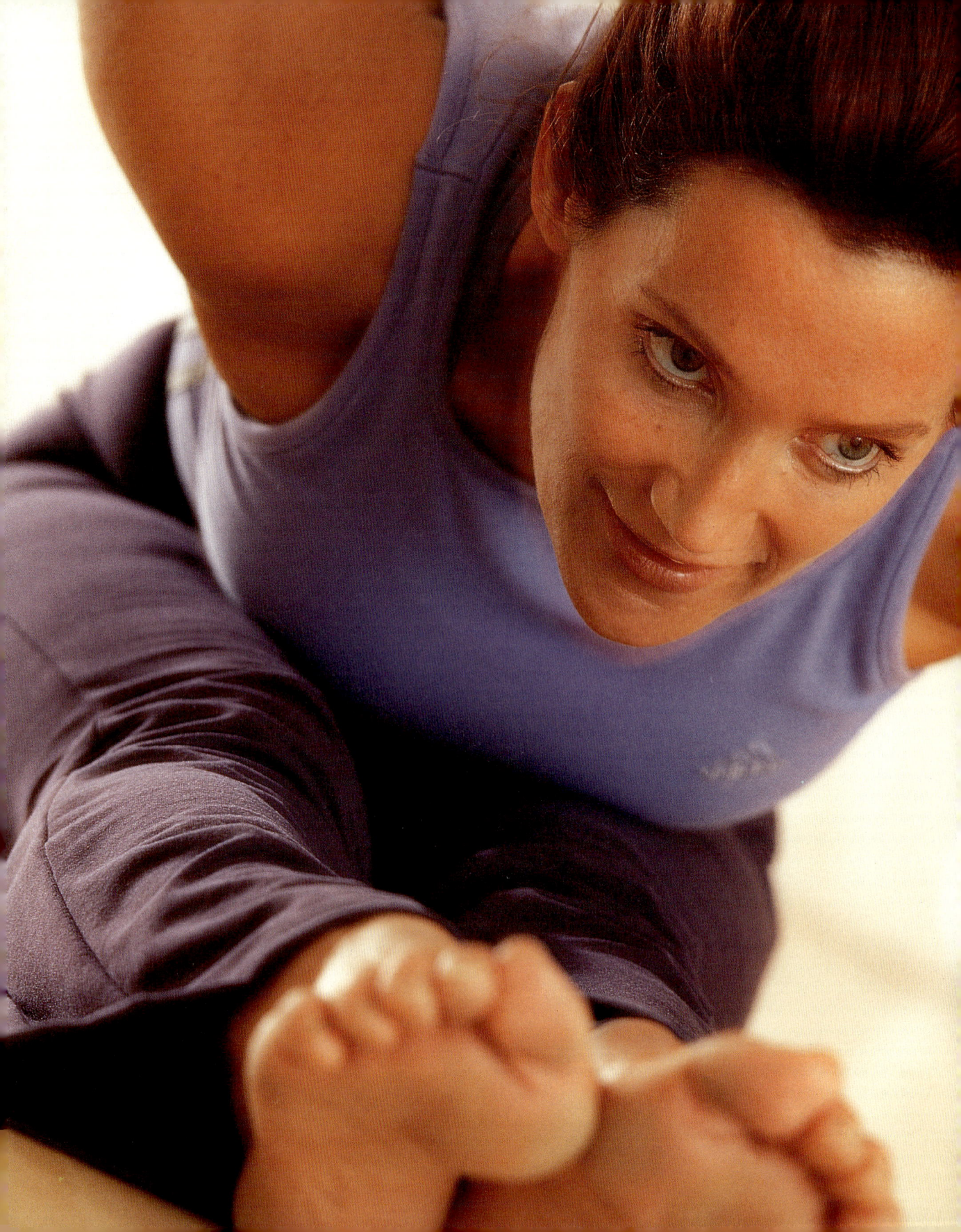

2

DEPOIS DA SEXTA SEMANA

Os exercícios da Parte 2 destinam-se a áreas específicas do corpo, que receberam capítulos próprios. Os exercícios podem ser executados isoladamente ou como um programa. Com sugestões para incorporar atividades que complementam o treino, esta série proporciona uma seqüência de condicionamento versátil e progressivo. Combine os exercícios segundo o tempo disponível e seu ânimo, mas sempre comece com um aquecimento.

exercícios para aquecer e energizar

Um aquecimento apropriado prepara o coração, o cérebro, os músculos e as articulações para o esforço, protegendo o organismo contra as lesões. O cérebro passa a fornecer mais sangue oxigenado aos músculos, de modo que você possa se exercitar por mais tempo e com mais facilidade. Os músculos e os tendões se tornam mais flexíveis, e o corpo libera lubrificantes naturais para as articulações, ampliando os movimentos.

AQUECIMENTO IDEAL

- Nos exercícios de mobilidade, as articulações são trabalhadas ao máximo. Isso estimula a produção do fluido que facilita os movimentos e ajuda a absorver choques
- Os exercícios aeróbicos fazem o coração trabalhar mais, melhoram a circulação sanguínea, aquecem os músculos e aumentam o nível de oxigênio no organismo
- Músculos alongados melhoram o desempenho e diminuem o risco de lesões; os músculos são maleáveis e se alongam melhor se estiverem aquecidos

por que aquecer?

Se você está se sentindo cansada, sem energia, estes exercícios vão despertá-la e aquecê-la, preparando-a para mais atividades físicas. Você também pode utilizar este capítulo como um treino rápido para ser executado todos os dias.

Os exercícios para a parte inferior do corpo exigem bastante, por isso são muito eficazes para modelar rapidamente pernas, quadril e nádegas.

Adapte a seqüência ao seu nível de energia e resistência, aumentando o número de repetições e acrescentando alguns minutos de caminhada, por exemplo.

Quando estiver mais condicionada e desejar se exercitar por mais tempo, incorpore os exercícios de outros capítulos, como as abdominais (*ver pp.* 80-89). Se quiser um treino aeróbico, recorra ao capítulo que trata da parte inferior do corpo (*ver pp.* 50-65) e experimente as atividades sugeridas nas páginas 66-67. Procure variar sempre o seu treino para não se desmotivar.

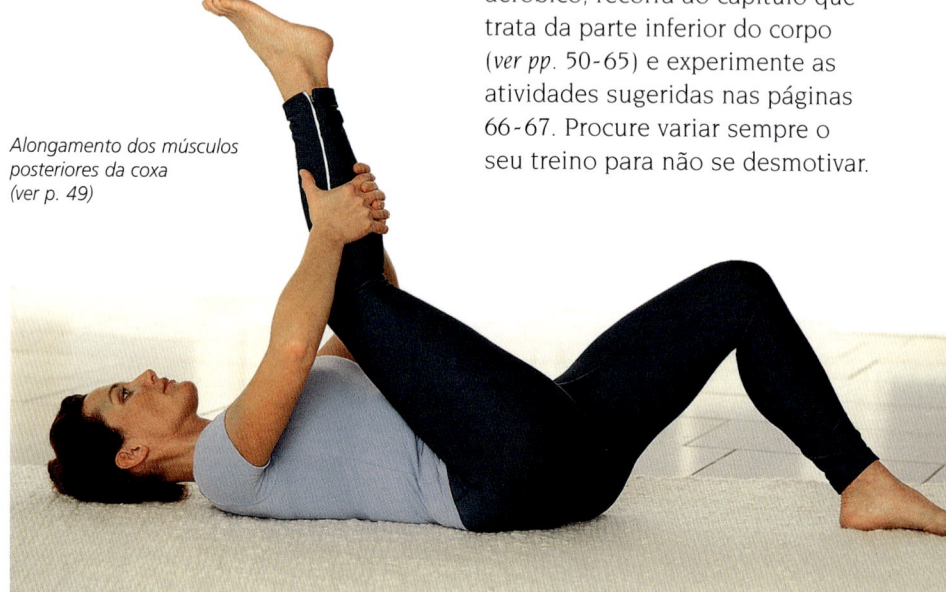

Alongamento dos músculos posteriores da coxa (ver p. 49)

EXERCÍCIOS PARA AQUECER E ENERGIZAR   33

PRECAUÇÕES FÍSICAS

- Os exercícios vão revigorá-la se você estiver mole e letárgica, mas devem ser evitados se estiver exaurida: a fadiga leva à falta de coordenação, que, por sua vez, pode levar a acidentes. Se você sentir dor, pare, leia as instruções outra vez e adapte o exercício ao seu nível de conforto
- A melhor maneira de combater a falta de energia constante é fazer exercícios aeróbicos várias vezes por semana. A atividade aeróbica lhe dará mais energia e resistência a curto, médio e longo prazos
- Tontura, náusea e falta de ar são sinais de que se deve interromper os exercícios imediatamente
- O esforço excessivo a deixará exausta depois, inclusive no dia seguinte. Músculos doloridos após dois ou três dias também indicam que houve exagero

concentre-se

Além de preparar o organismo para a atividade aeróbica, o aquecimento é o momento de focar a energia, de pensar nos resultados que se deseja obter e nos meios para atingir seu fim.

Se você já freqüentou alguma academia, é provável que tenha realizado aquecimentos organizados. A vantagem desse tipo de aula é que o professor tem o cuidado de incorporar todos os exercícios necessários para preparar seu corpo para a malhação – muito provavelmente sem que você nem perceba quais músculos está trabalhando. Portanto, à medida que avança nos exercícios deste capítulo, tente se concentrar em cada movimento e perceber qual músculo está sendo trabalhado. Visualize os músculos acionados a cada movimento.

Você também logo descobrirá os pontos mais fracos de sua musculatura e quais exercícios são mais fáceis ou mais difíceis. Resista à tentação de escolher sempre a opção mais fácil. Procure localizar fraquezas e pontos com pouca flexibilidade e passe mais tempo exercitando essas regiões.

No aquecimento, os movimentos devem ser controlados e sua intensidade aumentada aos poucos, de modo que a freqüência cardíaca suba de forma constante. Depois de 5 minutos de ação, você estará um pouco suada e arquejante, mas a respiração deve estar estável. Você deve ser capaz de falar durante todo o tempo. É isso que mostra se a intensidade dos exercícios está correta.

sobrecarga

A atividade física obriga os músculos a trabalhar mais que o normal; isso se chama sobrecarga. Ela provoca uma série de mudanças na musculatura, que resultam em combustível mais eficaz e mais sangue para o organismo. Depois de algumas sessões, você notará que os exercícios ficaram mais fáceis e que você precisa de menos tempo para se recuperar. Nesse ponto seu progresso será visível.

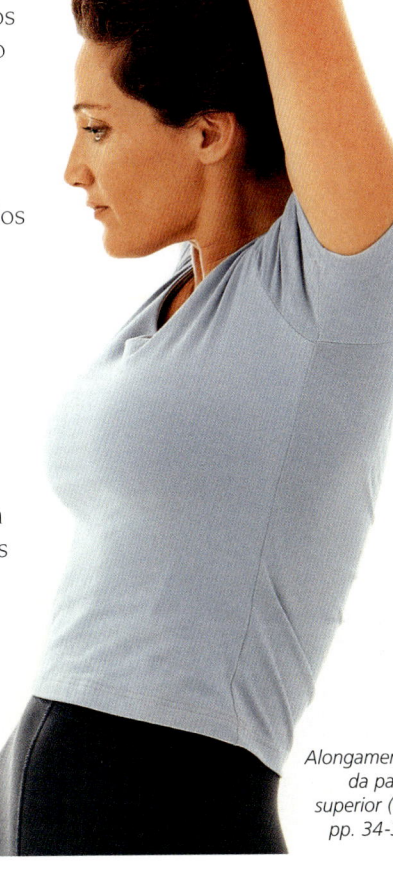

Alongamento da parte superior (ver pp. 34-35)

OBJETIVOS

- O aquecimento é essencial do ponto de vista mental e físico; aproveite-o para se concentrar
- O abdome é o centro de força do corpo; contraia-o enquanto se prepara. Sinta como esses músculos controlam todo o corpo
- O trabalho com os grandes músculos da perna e das costas aquece, solta e prepara o corpo para se movimentar mais

alongamento da parte posterior do corpo

Comece este exercício verificando sua postura na frente de um espelho. Movimentos amplos como este "acordam" a coluna, os músculos das costas, das nádegas, das pernas e dos ombros. Repita várias vezes.

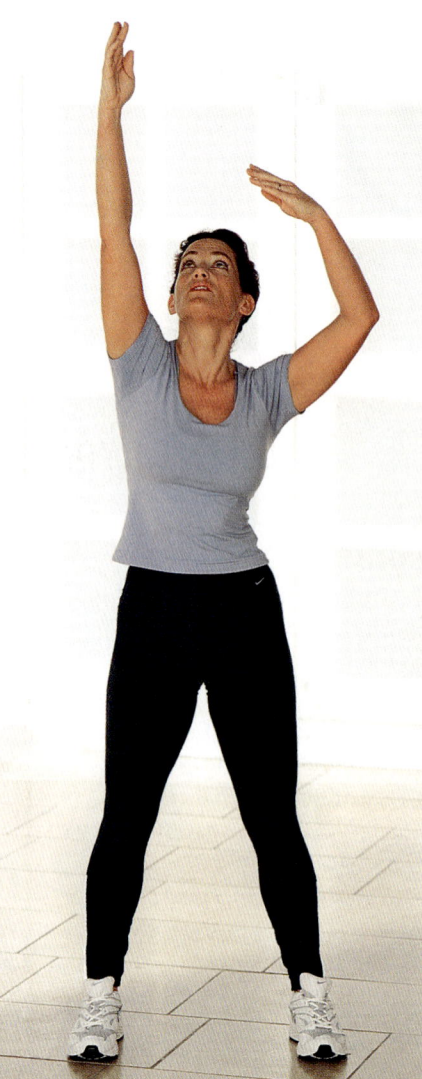

1 Em pé, flexione ligeiramente os joelhos e afaste os pés na largura do quadril. Seu peso deve incidir sobre o calcanhar. Erga os braços e relaxe os ombros. Estique e solte o braço direito. Repita com o esquerdo.

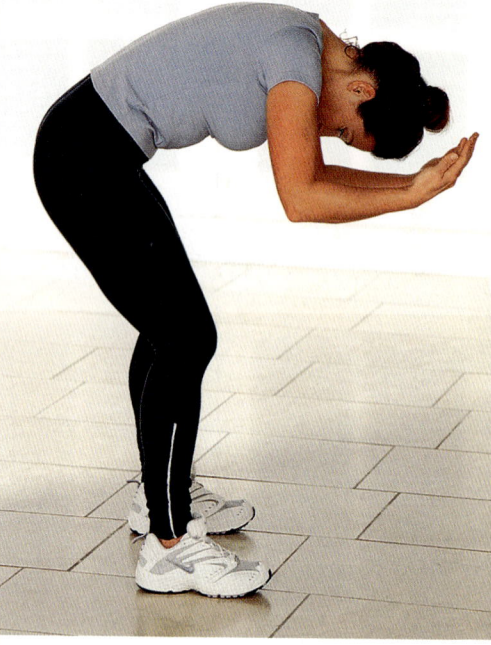

2 Expire, flexione as pernas e incline o tronco e a cabeça para a frente, deixando os braços cair.

estique-se o máximo possível e sinta o alongamento desde a ponta dos dedos até a lateral do corpo

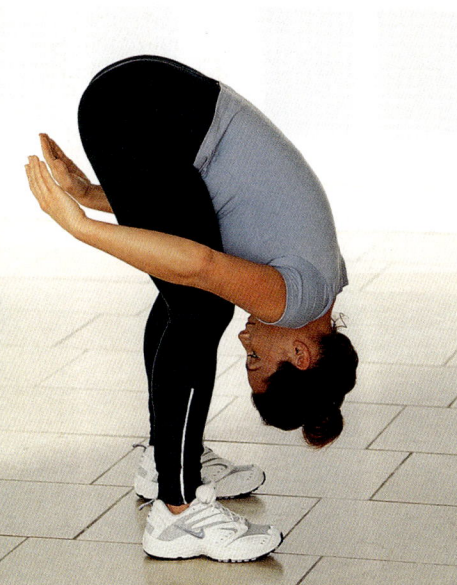

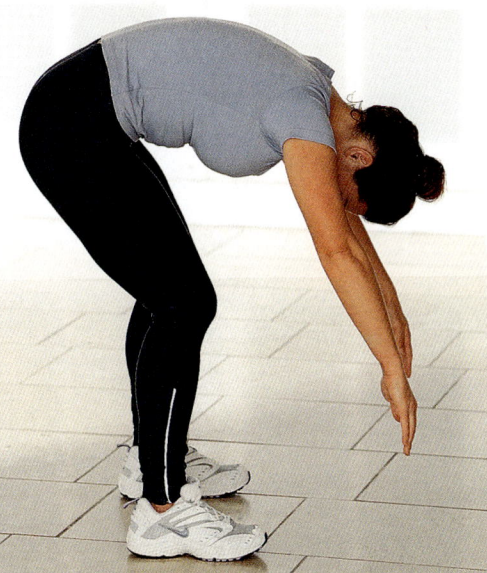

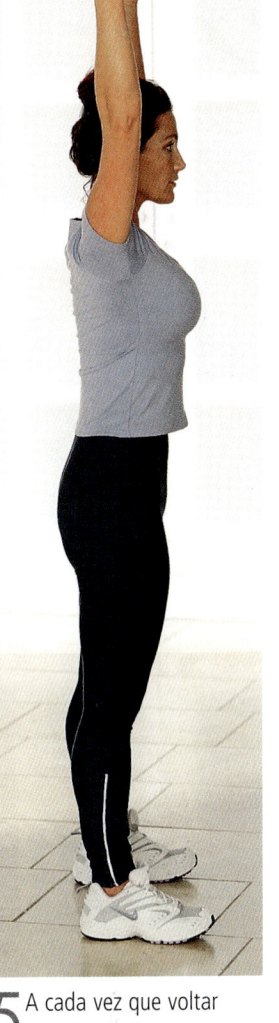

3 Quando chegar ao fim do movimento, relaxe a cabeça, os ombros, os cotovelos e as mãos, mas mantenha o abdome contraído.

4 Inspire e jogue os braços para a frente e para cima. Contraia o abdome enquanto leva o torso para a posição ereta.

5 A cada vez que voltar à posição inicial, tente chegar mais perto do teto. Imagine uma corda presa no alto da sua cabeça, puxando-a para cima.

PARTE INFERIOR DO CORPO

- Alinhe os joelhos e os pés. Não deixe o joelho projetar-se para a frente durante os agachamentos
- Exercite-se na frente de um espelho
- Use os braços para conseguir impulso, energia e equilíbrio

quanto mais lento o movimento, mais intenso ele se torna

passo lateral

Como o agachamento de balé (*página ao lado*), o passo lateral se concentra nos glúteos e nos músculos da perna. Este exercício exige bom alinhamento, coordenação e precisão.

Com a prática, vá adaptando-o ao seu nível de desempenho. Tente manter o corpo em um nível baixo. Comece com 10 passos para o lado e procure chegar a 20.

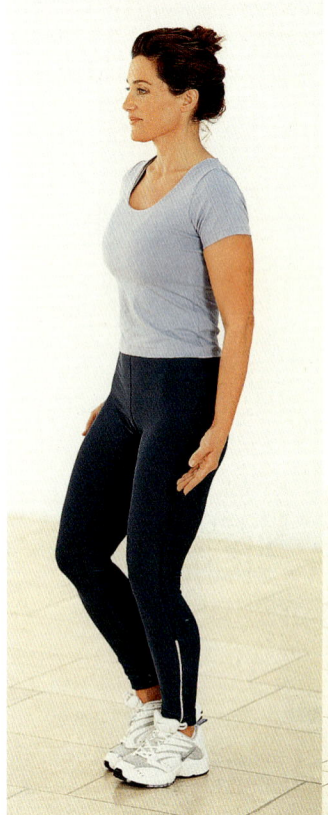
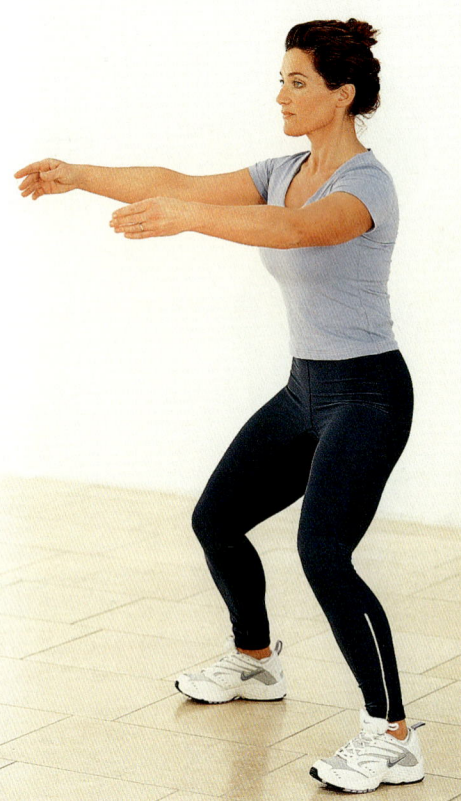
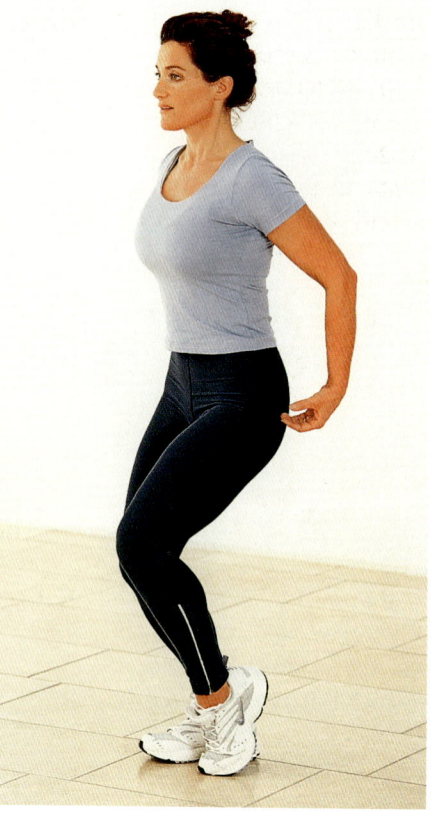

1 Estique a coluna, flexione os joelhos, abra o peito, contraia o abdome e prepare o pé direito.

2 Com o pé direito, dê um passo largo para o lado. Abaixe o quadril e as costas enquanto ergue os braços à frente.

3 Puxe a perna esquerda para dentro e leve os braços para trás. Repita o movimento do outro lado.

agachamento de balé (plié)

O agachamento de balé é um exercício simples, mas exige disciplina, força e resistência. Procure fazer movimentos controlados e ritmados. Para começar, conte até 4 ao descer e ao subir, realizando 5-10 agachamentos; depois, aumente para 10-20 repetições, contando até 2 na descida e na subida.

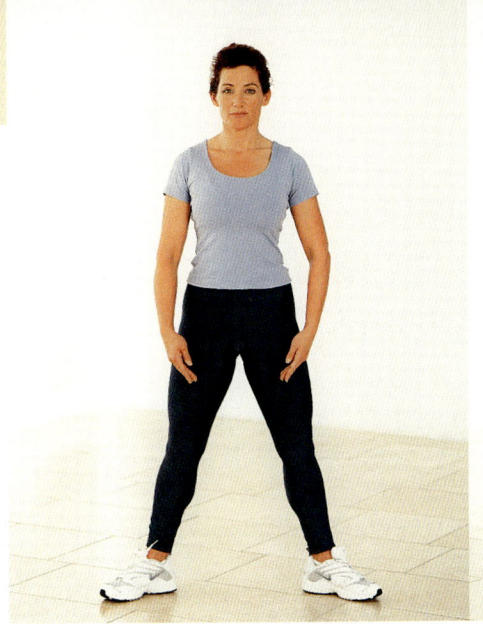

1 Afaste as pernas para além da linha do quadril e vire os pés para fora.

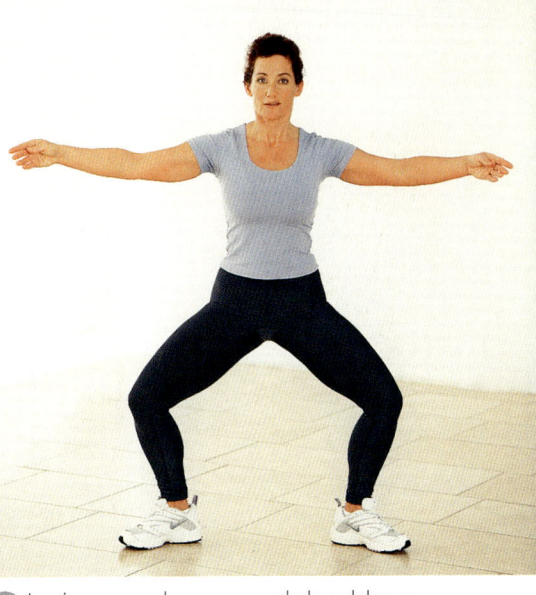

2 Inspire, erga os braços para o lado e dobre os joelhos. Deixe os calcanhares no chão, o tronco alinhado com o quadril, mãos e ombros relaxados.

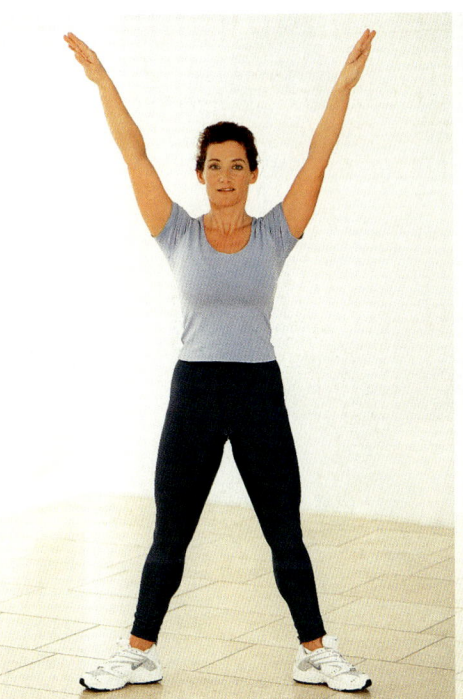

3 Estique as pernas e levante os braços acima da cabeça, contraindo os glúteos e os quadríceps enquanto expira.

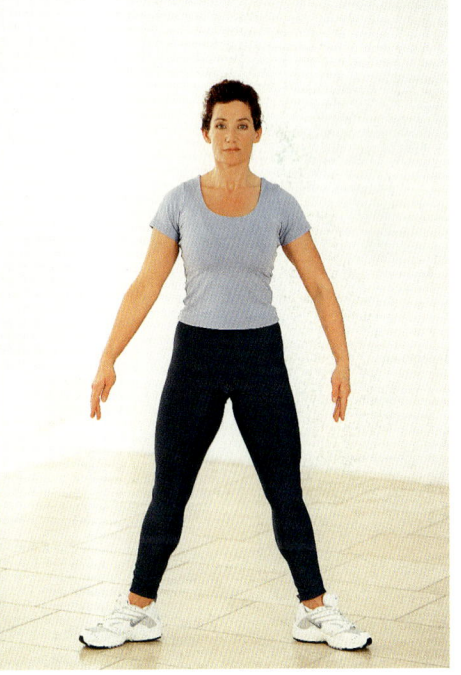

4 Inspire, abaixando os ombros e os braços. Estique as pernas, contraia os glúteos e abra o peito. Repita.

DICAS

- O condicionamento dos glúteos reduz o risco de lesões nos joelhos e nas costas
- As coxas devem ficar paralelas ao chão

agachamento

Este é um dos meus exercícios prediletos. É muito eficaz, mas demanda prática para ser executado corretamente. No início, apóie-se em uma barra, na maçaneta de uma porta ou em uma cadeira pesada. Antes de iniciar o exercício, afaste os pés na largura do quadril, contraia os músculos abdominais, abra o peito e ponha a pelve na posição neutra. Comece com 5-10 agachamentos lentos (cerca de 8 segundos cada um) e passe para 5-10 agachamentos mais rápidos (cerca de 2 segundos cada um). Faça 15-20 repetições ao longo de 10 semanas.

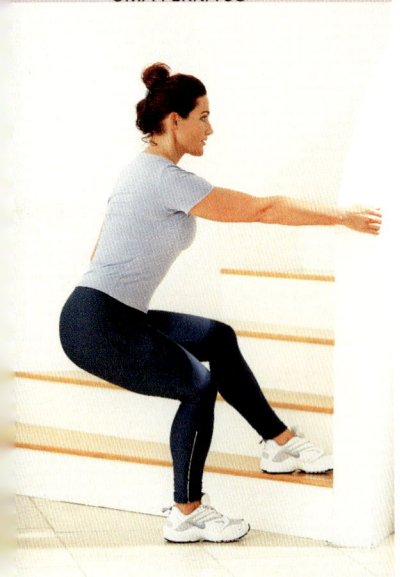

UMA PERNA SÓ

Para executar o agachamento com uma perna só, proceda conforme as instruções ao lado, mas ponha um dos pés no degrau de uma escada ou sobre um livro. Comece com 5-10 repetições em cada perna; o objetivo é 15-20.

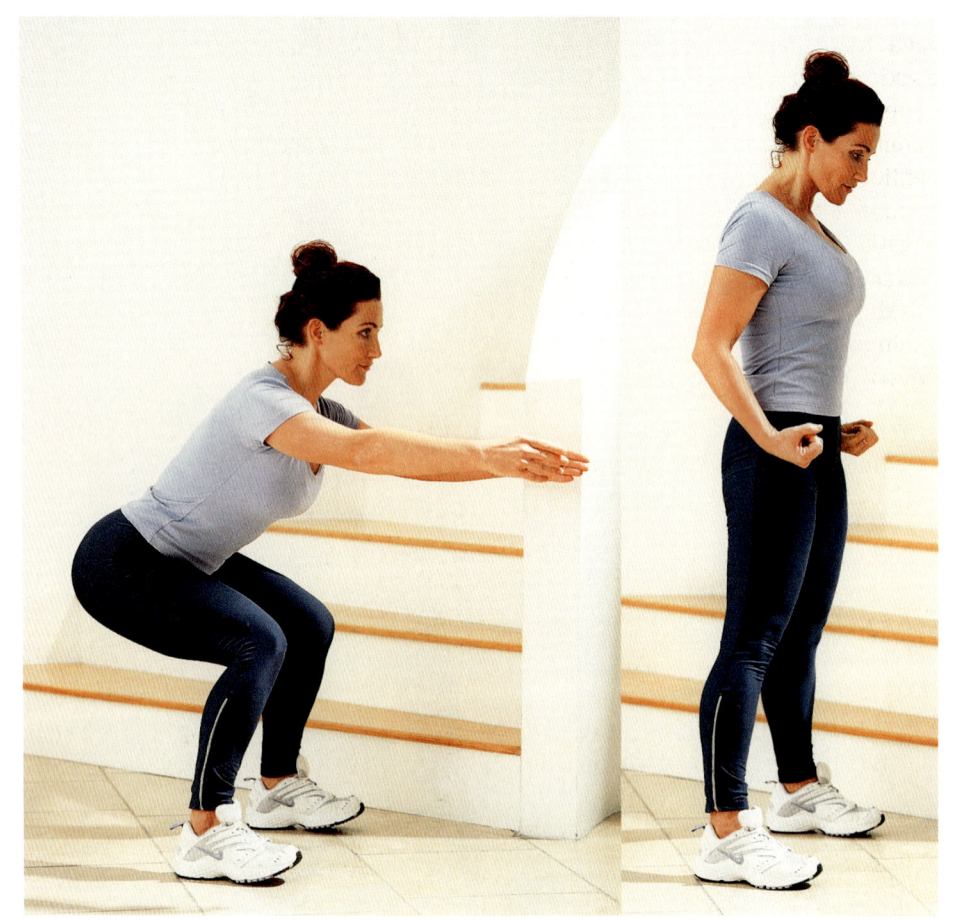

1 Inspire e flexione os joelhos, jogando o quadril para baixo e para trás. O peso do corpo deve ficar sobre os calcanhares. Ao abaixar, leve os braços à frente.

2 Expire enquanto se levanta. Contraia os glúteos e jogue o quadril à frente, sem travar os joelhos. Braços na altura do quadril.

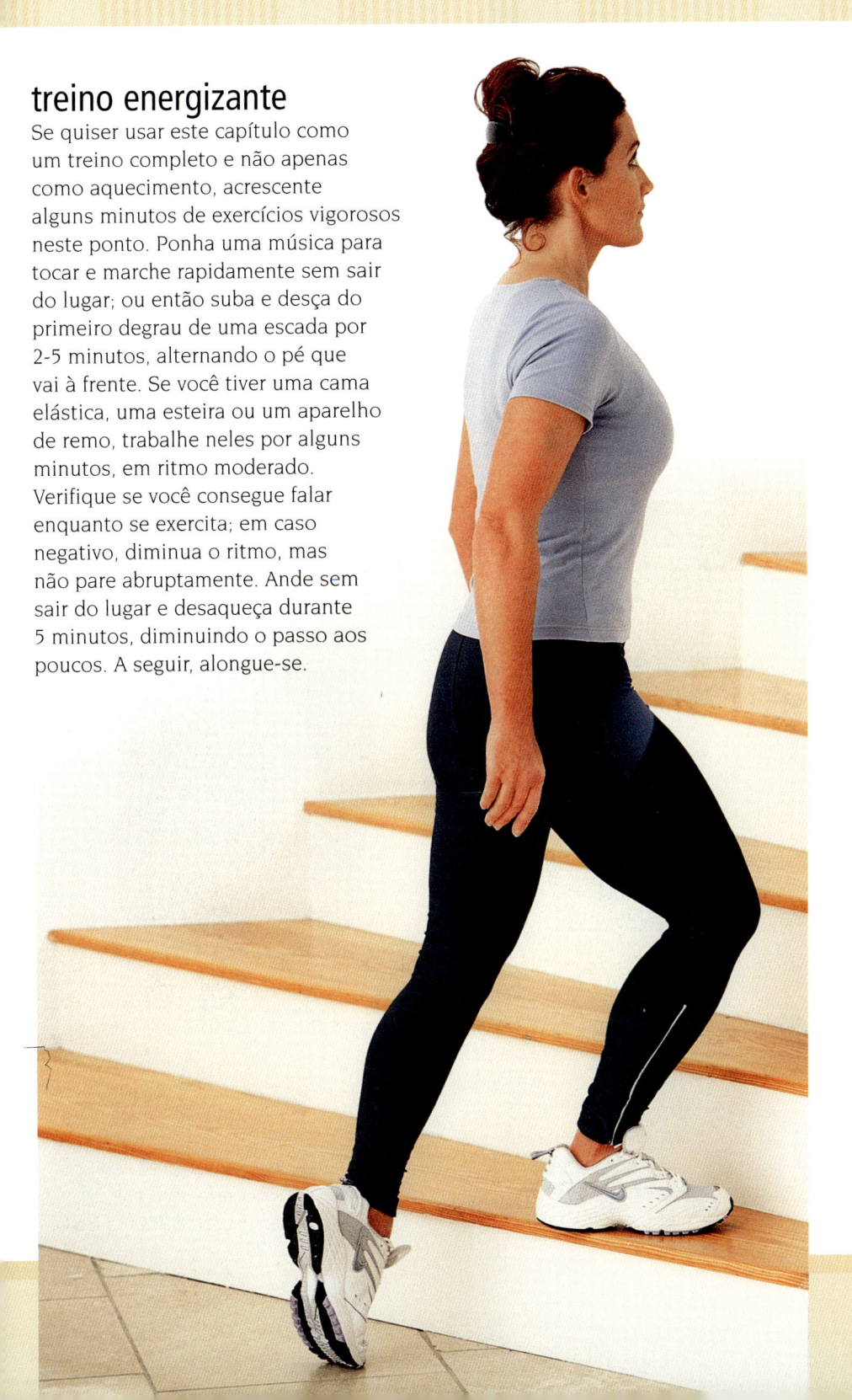

EXERCÍCIOS PARA AQUECER E ENERGIZAR

treino energizante

Se quiser usar este capítulo como um treino completo e não apenas como aquecimento, acrescente alguns minutos de exercícios vigorosos neste ponto. Ponha uma música para tocar e marche rapidamente sem sair do lugar; ou então suba e desça do primeiro degrau de uma escada por 2-5 minutos, alternando o pé que vai à frente. Se você tiver uma cama elástica, uma esteira ou um aparelho de remo, trabalhe neles por alguns minutos, em ritmo moderado. Verifique se você consegue falar enquanto se exercita; em caso negativo, diminua o ritmo, mas não pare abruptamente. Ande sem sair do lugar e desaqueça durante 5 minutos, diminuindo o passo aos poucos. A seguir, alongue-se.

DEPOIS DA SEXTA SEMANA

DICAS
- Mantenha os joelhos alinhados com os pés
- Cuide da postura: joelhos meio flexionados, abdome contraído, cabeça erguida

a onda

Este exercício encadeia vários alongamentos numa seqüência energizante. Até você dominar a técnica, conte enquanto faz os movimentos. Você deve contar até 16, a cada 1-2 segundos. Vá mais devagar, se quiser, mas nunca mais rápido.
A seqüência é perfeita quando se passa suavemente para a próxima posição, com os músculos se alongando e energizando o organismo. Portanto, concentre-se e aproveite a fluidez do seu corpo. Repita 5-10 vezes.

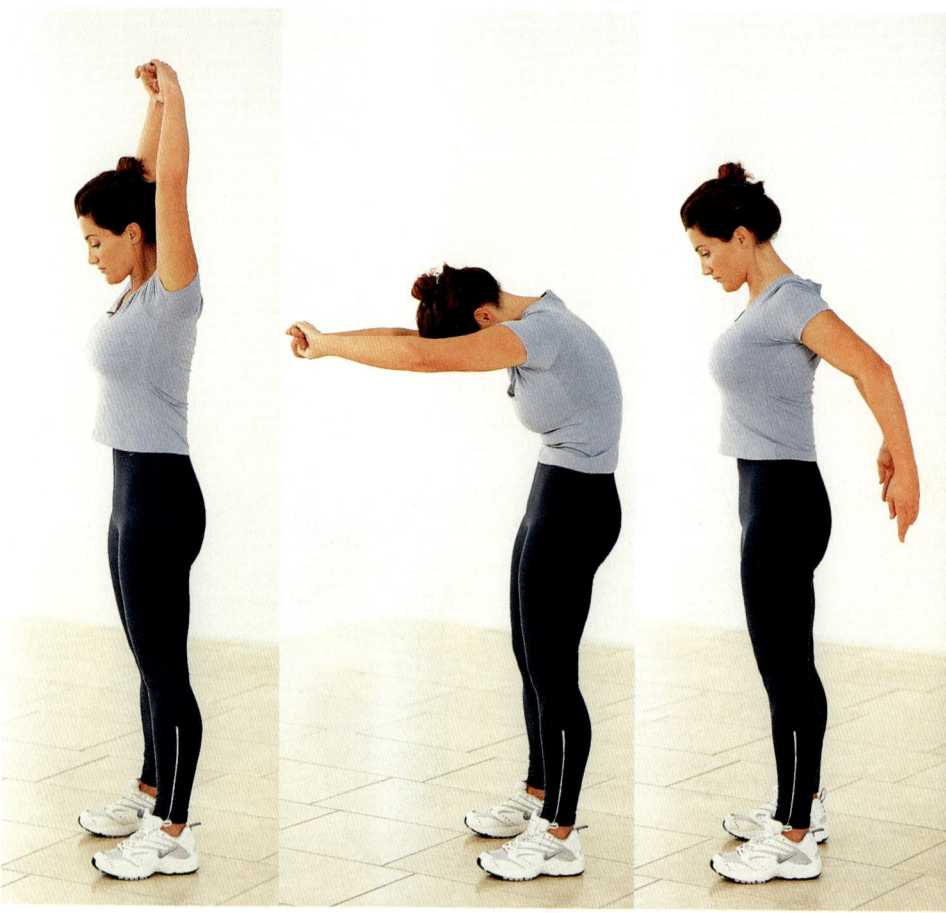

1 Erga os braços e posicione-os um pouco atrás das orelhas.

2 Leve os braços à frente e empurre-os para alongar a parte superior das costas.

3 Puxe os braços para trás a fim de alongar e abrir o tórax. Respire.

EXERCÍCIOS PARA AQUECER E ENERGIZAR 41

estes lindos movimentos alongam braços, ombros, tórax, pescoço, costas... e o cérebro!

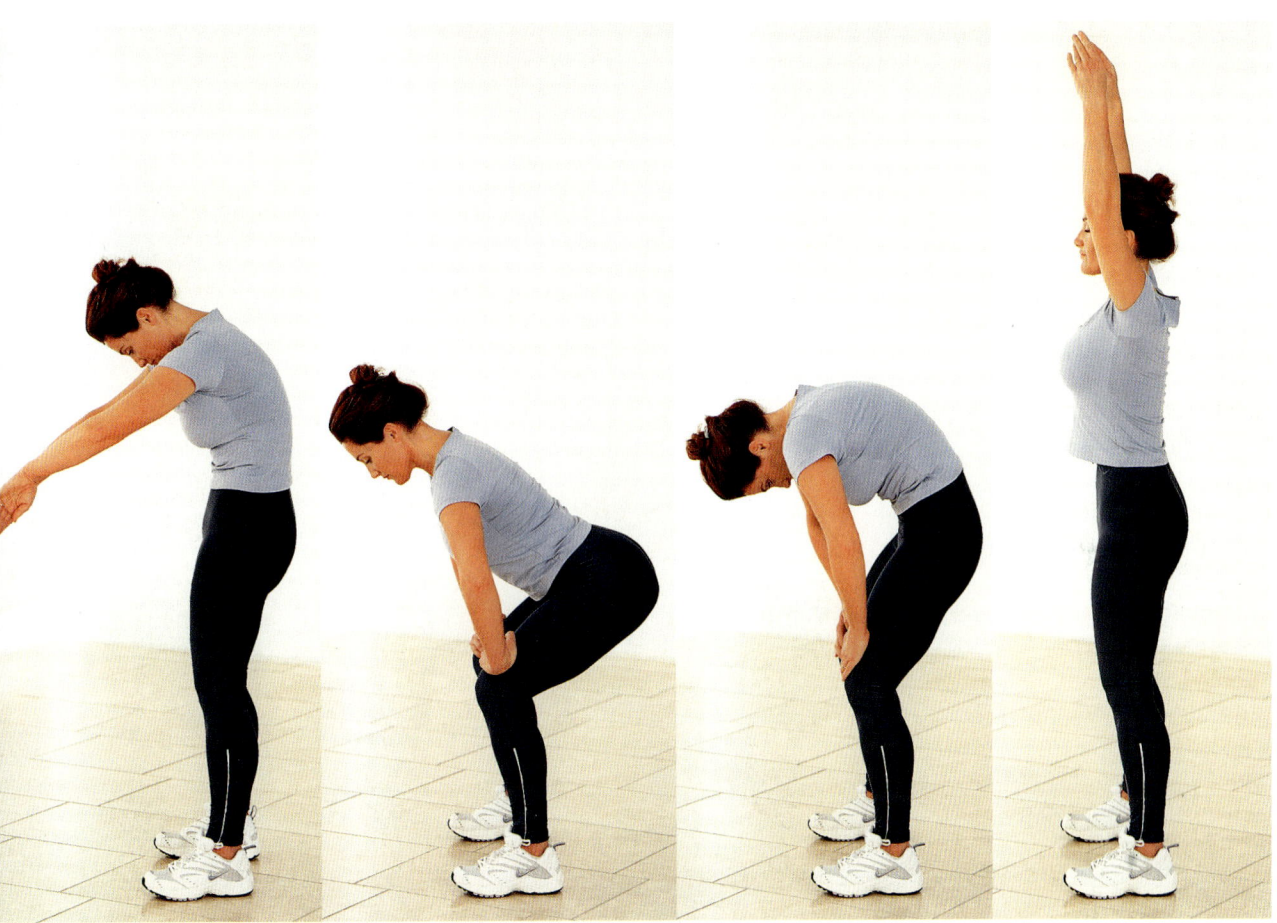

4 Contraia o abdome e jogue os braços para a frente, para alongar a parte superior das costas e os ombros.

5 Abaixe o quadril, alinhe os joelhos com os pés e deslize as mãos pelas coxas.

6 Contraia o abdome, gire a pelve para a frente e abaixe a cabeça.

7 Com o queixo para baixo, desenrole a coluna e alongue os braços e as pernas.

PARA FAZER EM QUALQUER LUGAR

- Faça estes exercícios de alongamento sempre que estiver tensa
- Respire normalmente
- Movimente-se da forma mais lenta possível – não force o corpo nem se apresse

alongamento do pescoço

Estes dois exercícios são excelentes para aliviar a tensão e aumentar a amplitude de movimentos do pescoço. Em pé ou sentada, execute-os lentamente, com o abdome contraído, o tórax aberto e os ombros jogados para trás e para baixo. Sustente cada posição por cerca de 10 segundos.

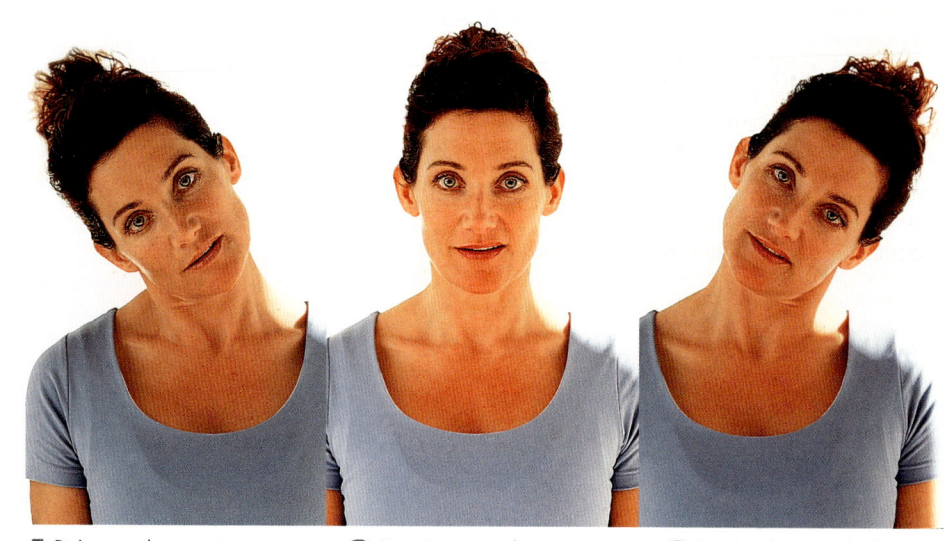

1 Deixe a coluna ereta e os ombros relaxados. Incline a cabeça para a direita. Sinta o pescoço se alongar.

2 Respire normalmente. Devagar, volte a cabeça à posição inicial. Se preferir, feche os olhos.

3 Repita do outro lado, inclinando a cabeça até sentir o alongamento. Relaxe o resto do corpo. Repita.

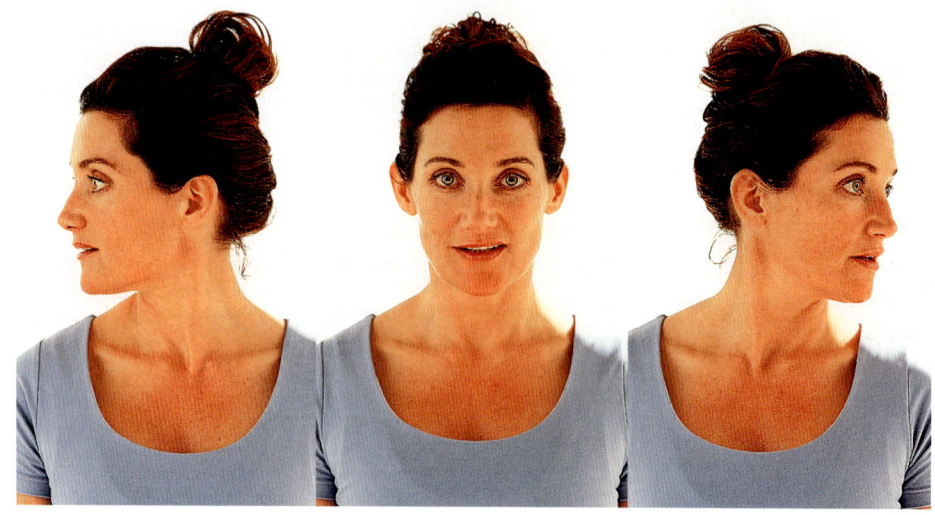

1 Leve os ombros para trás e para baixo, abra o peito e gire lentamente a cabeça para a direita. Pare.

2 Volte a cabeça para a posição inicial. Respire normalmente durante todo o exercício.

3 Gire a cabeça para a esquerda tanto quanto conseguir. Pare. Volte à posição inicial e repita o exercício.

EXERCÍCIOS PARA AQUECER E ENERGIZAR 43

rotação de ombro

Este tipo de alongamento alivia tensões, relaxa e reanima, não importa o que você esteja fazendo. Como os exercícios para alongar o pescoço, este também é especialmente benéfico no final do dia.

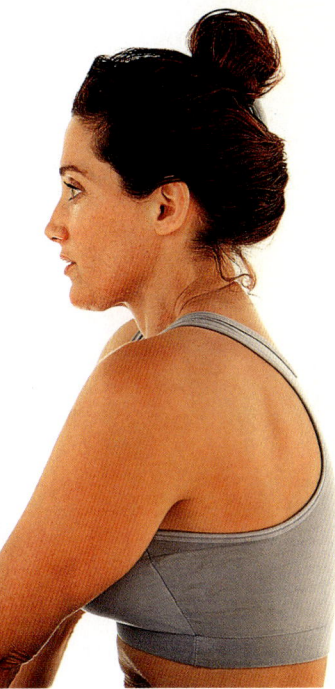

1 Leve os ombros à frente e sinta a parte superior das costas se alongar. Sustente por 10 segundos. Respire.

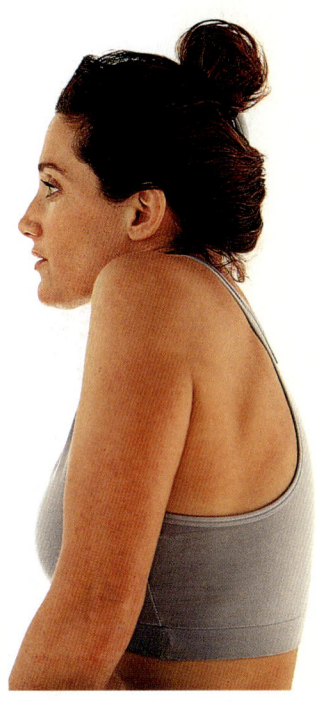

2 Erga os ombros na direção das orelhas e relaxe o rosto e o pescoço.

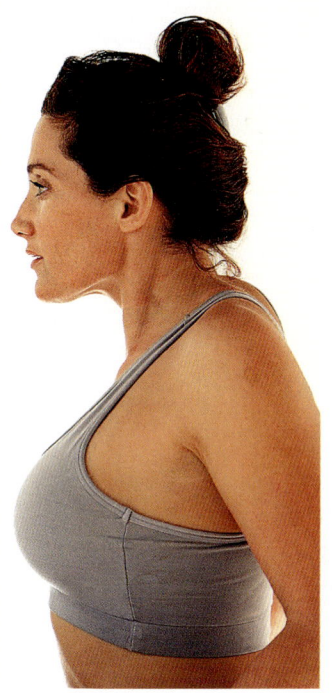

3 Leve os ombros para trás. Segure por 10 segundos. Sinta os músculos da parte superior das costas trabalharem.

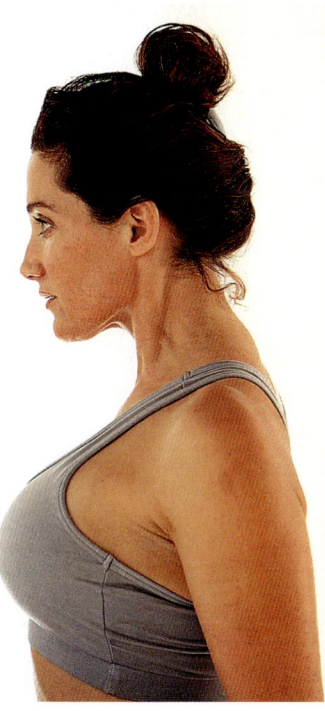

4 Deslize as escápulas para baixo. Deixe o tórax aberto. Execute todos os passos numa seqüência suave.

depois de dirigir ou trabalhar sentada, reserve cinco minutos para fazer estes exercícios que aliviam a tensão na cabeça, no pescoço e nos ombros

flexão lateral do tronco

Dois dos movimentos mais negligenciados são a flexão e a rotação laterais (*ver também página ao lado*). Ao movimentar a coluna, não o faça por meio de impulso nem ao ritmo de alguma música. É preciso controlar o movimento e ser capaz de pará-lo e reiniciá-lo em qualquer ponto. Mexa-se devagar e controle a movimentação lateral do corpo.

> **CONTROLE DO QUADRIL**
> - Imagine que o seu quadril está preso em concreto e não o tire da posição
> - Contraia o abdome para manter a estabilidade e controlar o torso

1 Em pé, afaste os pés para além da linha do quadril. Contraia o abdome e flexione ligeiramente os joelhos. Abra o tórax.

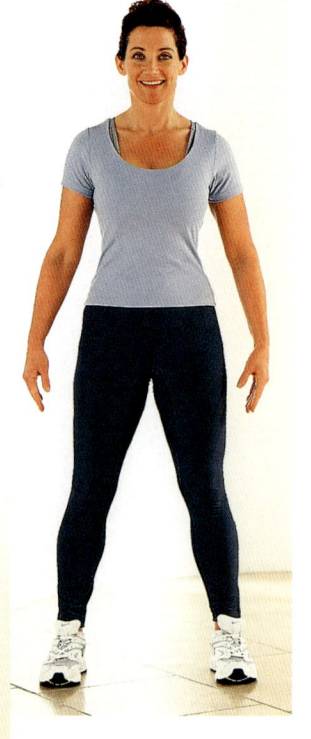

2 Estenda o braço esquerdo. Incline-se para a esquerda quanto puder. Mantenha o quadril sempre voltado para a frente. Repita do outro lado.

rotação do tronco

Em pé, corrija sua postura. Contraia os músculos abdominais e imobilize o quadril. Afaste os pés para os lados, um pouco além da linha do quadril, e flexione ligeiramente os joelhos. A rotação do tronco deve ser sempre lenta e controlada.

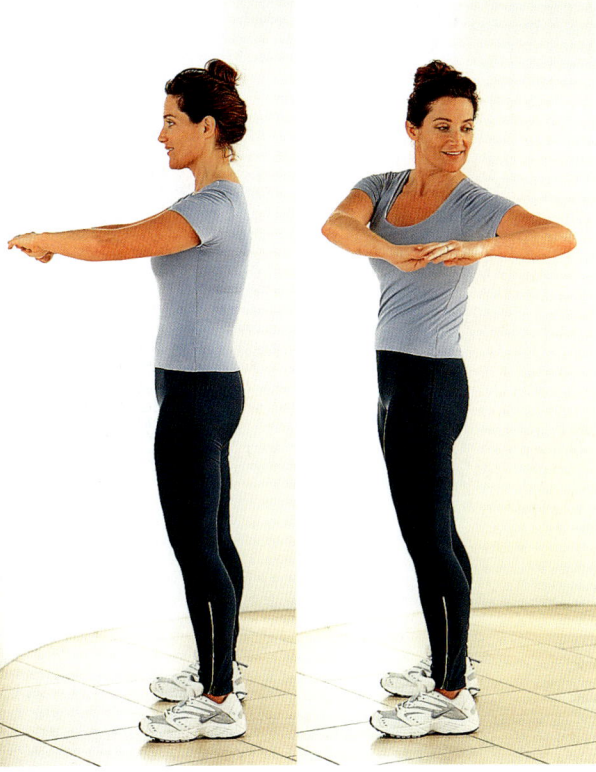

rotação do quadril

Quando sentir dor nas costas, gire o quadril. Isso aumentará o fluxo de sangue e aliviará a tensão na área. Com as mãos na cintura, dobre os joelhos e descreva um círculo com o quadril. Respire fundo e gire várias vezes nas duas direções.

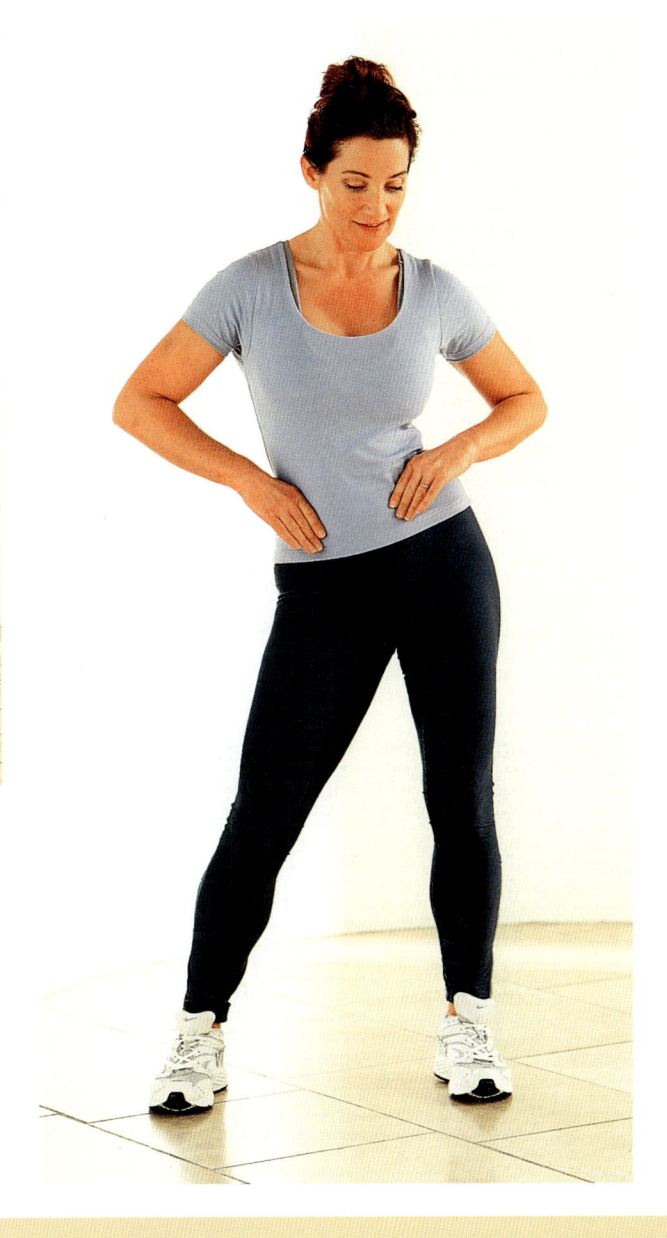

1 Flexione os braços (com uma mão em cima da outra) e erga-os na altura do peito. A pelve deve estar na posição neutra. Contraia o abdome, estique a coluna e mantenha o quadril voltado para a frente.

2 Lentamente, gire a cabeça, os ombros e o tronco o máximo que puder para um lado. Volte para a posição inicial bem devagar. Repita os movimentos 5 vezes para cada lado.

DEPOIS DA SEXTA SEMANA

PÉS E TORNOZELOS

Os pés e os tornozelos costumam ser ignorados no aquecimento. Os movimentos simples apresentados aqui são uma preparação essencial para qualquer atividade física, incluindo caminhada, dança e corrida. Eles "soltam" as articulações e melhoram seu desempenho, além de aumentar o suprimento de sangue para os músculos, aquecendo-os e tornando-os mais aptos a responder ao esforço.

alongue a panturilha regularmente e ande descalça sempre que puder

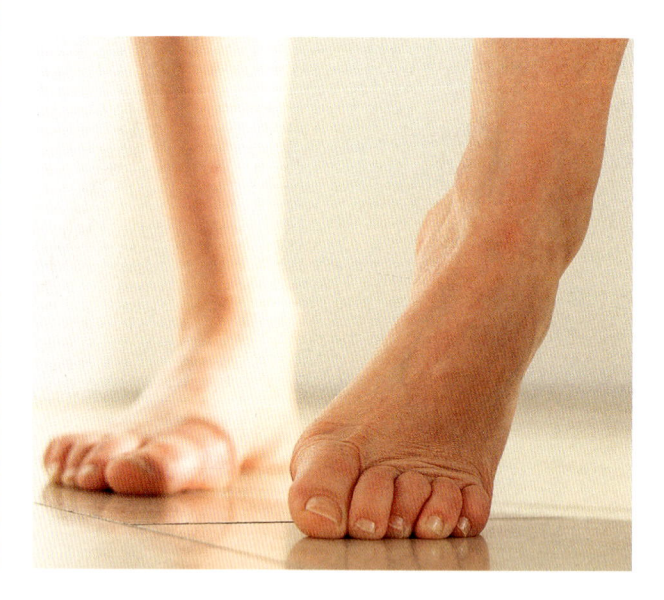

tornozelos

Como já tive uma lesão no tornozelo, sempre faço este aquecimento antes do treino. Em pé, apóie-se numa perna, com os joelhos meio flexionados e o abdome contraído. Com as mãos no quadril, pouse a base do dedão no chão e gire o tornozelo 8 vezes. Repita com os dois pés.

foco nos pés

Neste exercício, fique ereta, com os pés juntos, os joelhos meio flexionados e o abdome contraído.

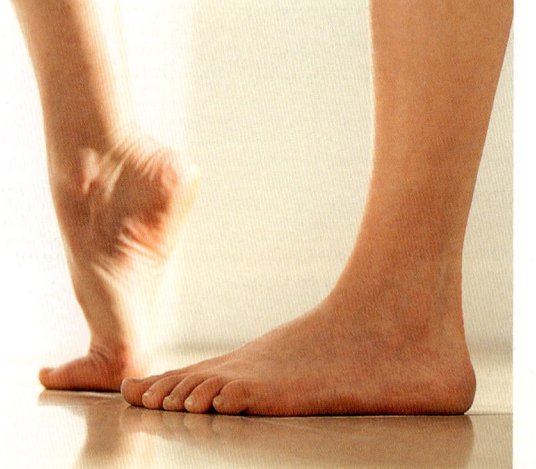

1 Levante o calcanhar do pé direito e empurre-o para a frente, jogando o peso do corpo sobre a ponta do pé.

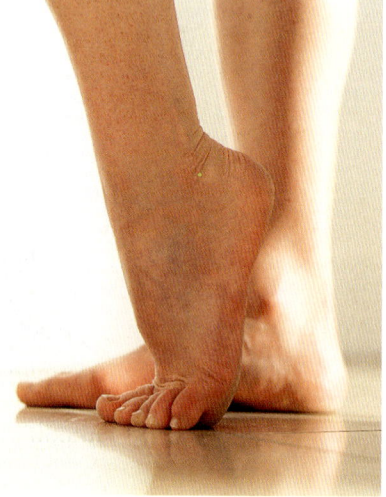

2 Com movimentos suaves, transfira seu peso de um pé para o outro. Faça 10 repetições lentas e depois 10 rápidas.

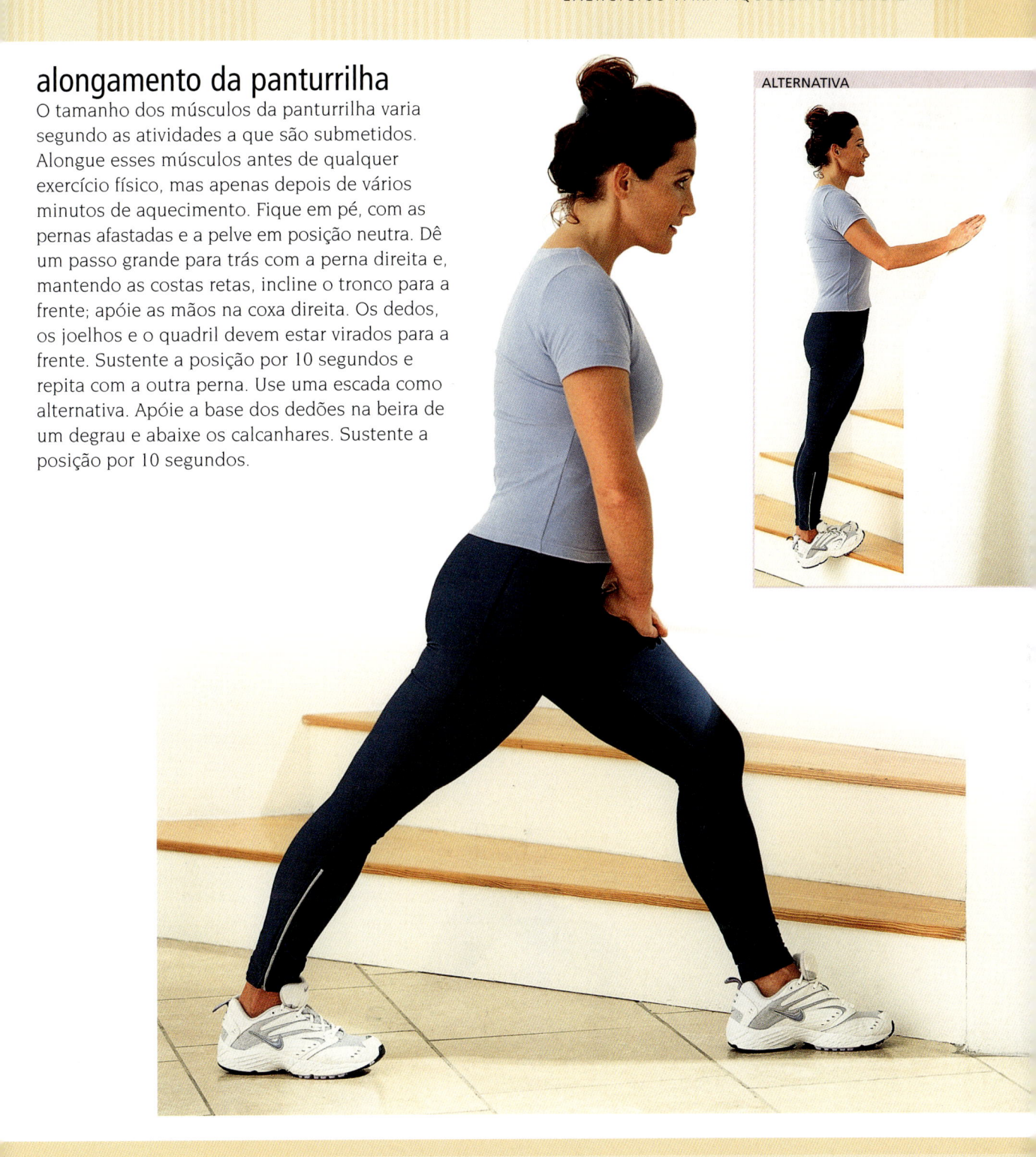

alongamento da panturrilha

O tamanho dos músculos da panturrilha varia segundo as atividades a que são submetidos. Alongue esses músculos antes de qualquer exercício físico, mas apenas depois de vários minutos de aquecimento. Fique em pé, com as pernas afastadas e a pelve em posição neutra. Dê um passo grande para trás com a perna direita e, mantendo as costas retas, incline o tronco para a frente; apóie as mãos na coxa direita. Os dedos, os joelhos e o quadril devem estar virados para a frente. Sustente a posição por 10 segundos e repita com a outra perna. Use uma escada como alternativa. Apóie a base dos dedões na beira de um degrau e abaixe os calcanhares. Sustente a posição por 10 segundos.

ALTERNATIVA

ALONGAMENTO ADAPTADO

O alongamento do flexor do quadril amplia o movimento:
- Posicione-se para alongar o quadríceps (*à direita*)
- Gire a pelve para a frente até sentir um puxão na frente do quadril
- Sustente a posição por 5-10 segundos
- Repita do outro lado

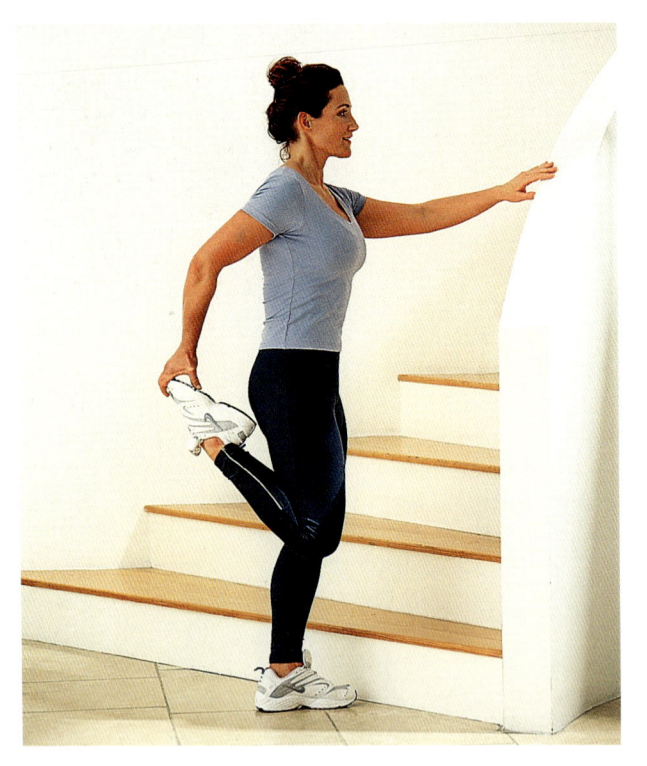

alongamento do quadríceps

Este músculo corre pelo meio da coxa. Em pé, com a pelve em posição neutra e o abdome contraído, segure o espaldar de uma cadeira ou outro suporte. Deixe o joelho esquerdo meio flexionado e puxe a perna direita para trás. Tente encostar o pé nas nádegas. Mantenha os joelhos juntos; o direito deve apontar para o chão. Respire normalmente. Sustente a posição por 10 segundos e a seguir repita do outro lado.

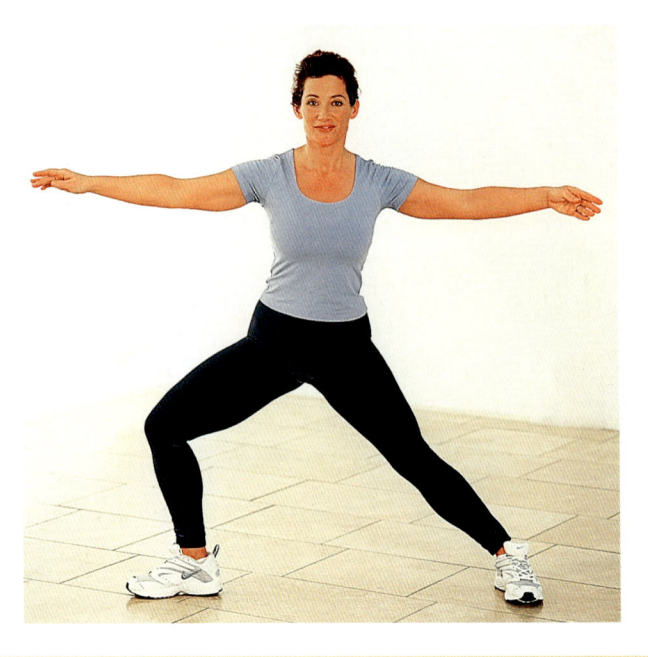

alongamento do abdutor

Este músculo fica na parte interna da coxa. Em pé, estique a coluna, ponha a pelve em posição neutra, contraia o abdome e afaste as pernas um pouco além do quadril. Vire o pé direito para fora. Com os dois pés plantados no chão, dobre o joelho direito. Sinta o músculo se alongar. Sustente a posição por 10 segundos. Repita do outro lado.

EXERCÍCIOS PARA AQUECER E ENERGIZAR 49

alongamento dos posteriores da coxa (em pé)

Leve o pé direito à frente, mantendo a perna reta. Não ponha peso sobre ela. Dobre o joelho esquerdo, empurre o quadril para trás e apóie as mãos na coxa esquerda. Mantenha o tórax aberto e as costas retas e incline o tronco à frente. Você vai sentir um puxão na parte de trás da coxa direita. Contraia o abdome e empurre a nádega direita para trás, para aumentar a intensidade do alongamento. Segure por 10 segundos. Respire normalmente. Repita com a outra perna. Outra alternativa é alongar esse músculo deitada (*abaixo*).

posteriores da coxa (deitada)

O encurtamento dos músculos posteriores da coxa é uma causa comum de má postura, dificuldade de movimentação e dores nas costas. O alongamento regular melhora esses problemas e também o desempenho no esporte e nas atividades cotidianas. Sinta esse alongamento na parte posterior das coxas.

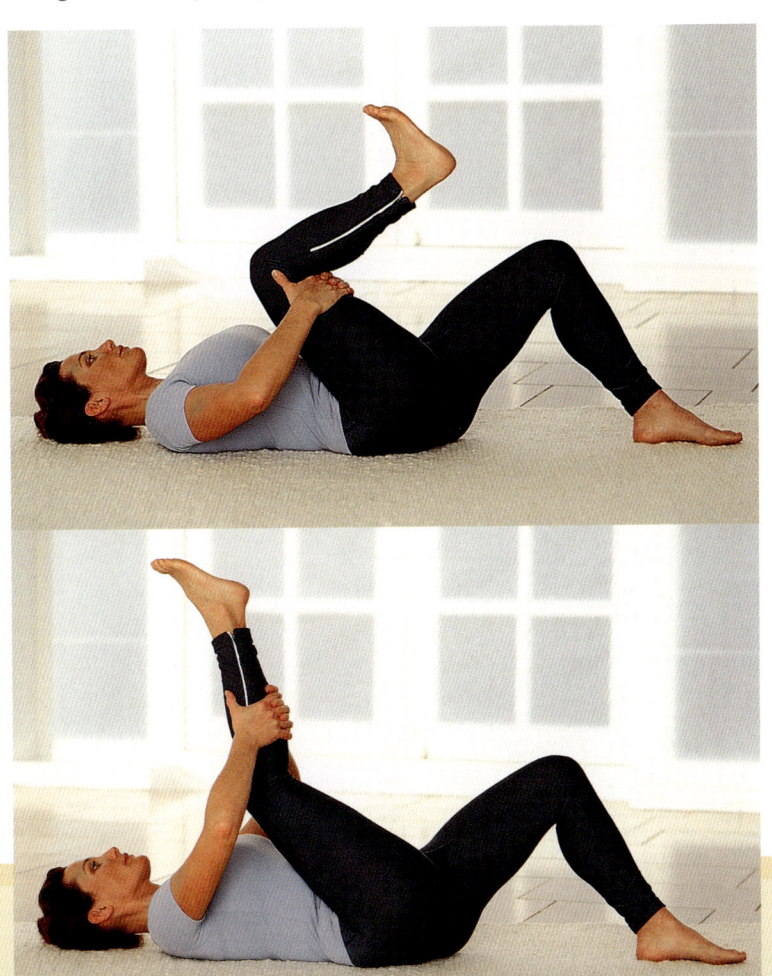

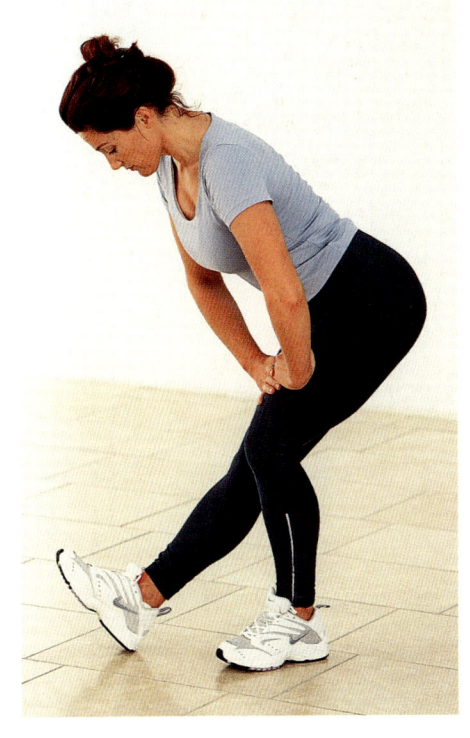

1 Deite no chão com os dois joelhos flexionados e a sola dos pés no chão. Puxe a coxa com as mãos, aproximando-a do peito o máximo possível. Flexione o pé direito e descreva círculos com ele.

2 Estique essa perna, mantendo o joelho meio flexionado. Expire ao sentir o músculo se alongar. Segure por 10 segundos. Abaixe a perna devagar e repita do outro lado.

parte inferior do corpo

Trabalhar a parte inferior do corpo exige muita energia, mas esse esforço é recompensado com diversos benefícios. Exercícios vigorosos que acionem os grandes grupos musculares das pernas e do quadril deixam o metabolismo acelerado por um bom tempo. Assim, seu corpo pode ser totalmente remodelado com uma combinação de ginástica localizada e exercícios aeróbicos.

PRINCIPAIS GRUPOS MUSCULARES

- **Posteriores da coxa** Atrás das coxas; flexionam os joelhos e estendem as pernas para trás
- **Quadríceps** Na frente das coxas; estende os joelhos e flexiona o quadril
- **Glúteos** Nas nádegas; giram as pernas para fora e levam-nas para o lado; erguem o tronco
- **Adutores** No interior das coxas; puxam as pernas para dentro
- **Abdutores** Na lateral externa das coxas; afastam as pernas para fora e giram-nas para dentro
- **Flexor do quadril** Liga a coluna e a bacia às coxas; flexiona o quadril
- **Panturrilha** Na batata da perna; aciona os pés
- **Tibiais** Na metade inferior das pernas; levam o pé para cima

objetivos principais

Neste capítulo, o desafio é erguer e condicionar os glúteos, criar uma separação visível entre estes e as coxas, melhorar a forma e o tônus da parte frontal das coxas – especialmente em torno do joelho – e firmar e modelar a parte interna das coxas. É preciso um tempo para dominar os exercícios. Se forem executados corretamente, serão úteis por toda a vida. Seja paciente.

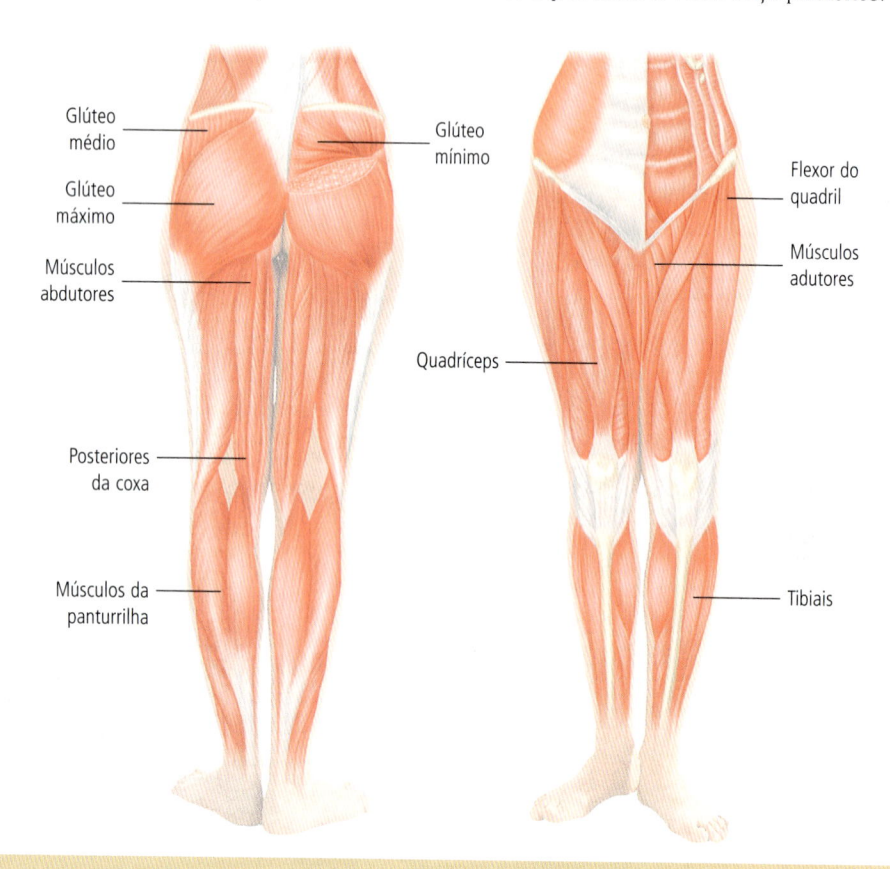

BIÓTIPO

É a herança genética que determina o formato básico do nosso corpo. Reconhecer o seu biótipo é a melhor maneira de lidar com a diferença entre o corpo desejado e o corpo real. É possível que você não se encaixe perfeitamente numa categoria, mas tenha tendência para determinadas características.

Pessoas ectomórficas são compridas e magras; os melhores fundistas estão nesta categoria. Os tipos mesomórficos têm cintura fina, ombros largos e quadril pronunciado, como os velocistas e os ginastas. Os tipos endomórficos são baixos, têm quadril largo e formas arredondadas.

Use um espelho para verificar a postura e o alinhamento em cada posição; se você achar que não estão corretos, veja de novo as instruções.

para ficar em forma

Depois do aquecimento você pode vir direto para este capítulo. Não faça pausas entre as sessões, pois elas podem reduzir a queima de gordura do exercício aeróbico. Os músculos devem ser treinados para adquirir força e resistência. Treinos diferentes resultam em corpos diferentes. Os velocistas precisam de força e velocidade, por isso seu treinamento inclui saltar, agachar e dar arrancadas. Esses exercícios resultam em quadril, quadríceps e nádegas modelados e tonificados. Já os fundistas treinam com menos intensidade e por períodos maiores, por isso são menos musculosos e mais magros. Assim, para perder gordura é preciso exercitar-se com menos intensidade e por mais tempo; para definir o corpo é preciso mais carga e menos tempo. Todos estes exercícios podem sofrer variações na intensidade e na duração.

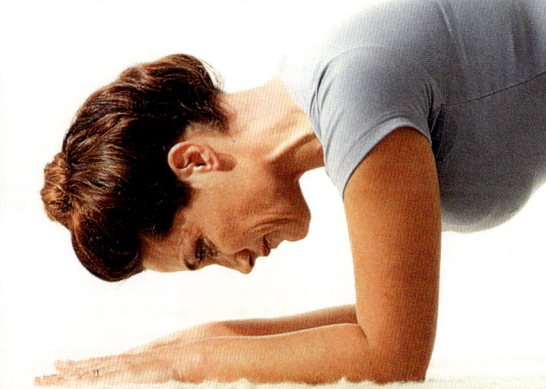

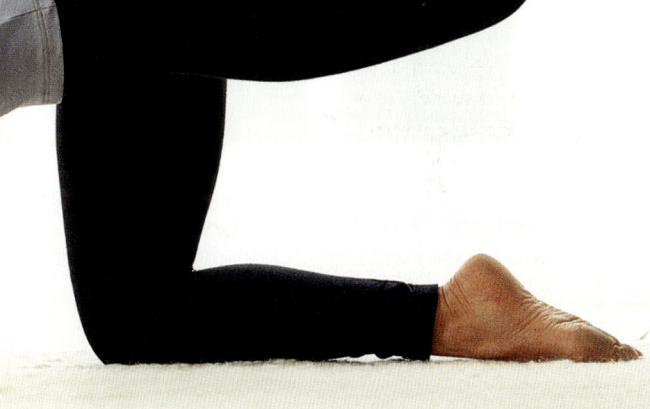

Glúteo quatro apoios (ver p. 61)

glúteos condicionados ajudam a prevenir lesões nas costas e nos joelhos

AUMENTE O ESFORÇO

Se você aumentar o esforço sobre os músculos, verá resultados rápidos. Trabalhe com vagar e precisão para aperfeiçoar os movimentos, depois alterne a velocidade para exigir mais dos músculos.

agachamento com transferência de peso

Este exercício trabalha os glúteos e os músculos laterais do quadril e das coxas. O movimento é eficaz mas difícil, por isso é preciso tempo para dominá-lo. Use uma cadeira na primeira vez para achar a posição correta. Procure descer e subir em 2 segundos.

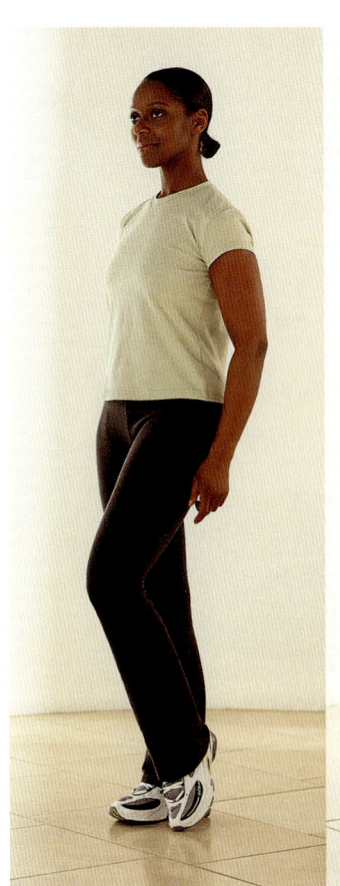

1 Em pé, com a coluna reta, joelhos ligeiramente flexionados e pés juntos, erga o calcanhar esquerdo. Respire.

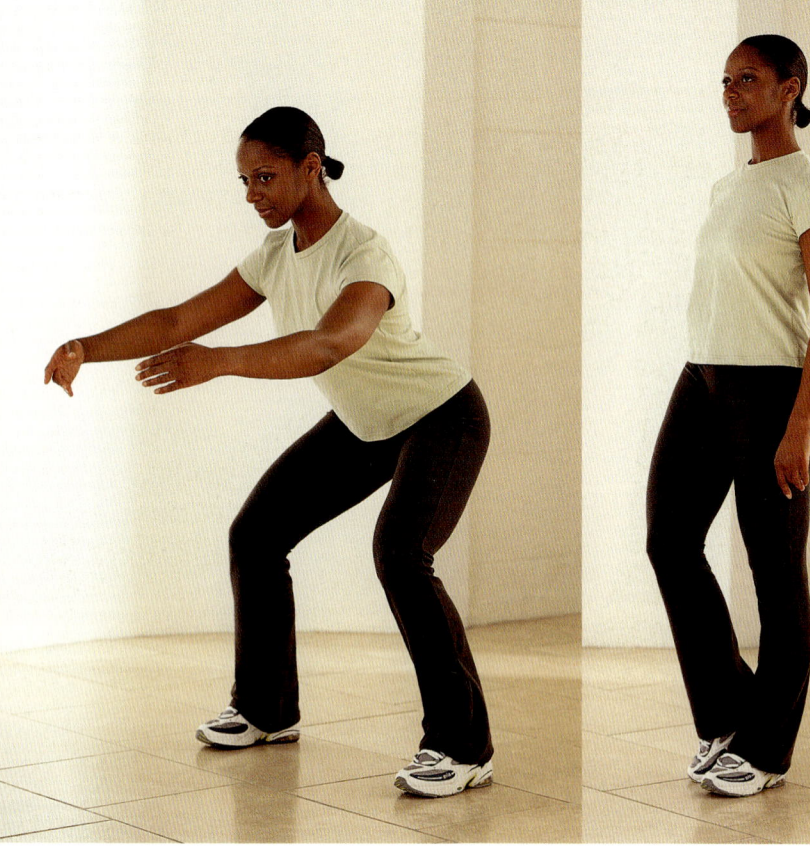

2 Afaste bem a perna esquerda para o lado. Abaixe o quadril e o tronco, levando os braços à frente. Mantenha joelhos e pés alinhados e o tórax aberto.

3 Prepare a perna direita e contraia os glúteos e o abdome. Comece com 8 repetições e chegue a 20.

PARTE INFERIOR DO CORPO **53**

glúteos

Trata-se de um exercício difícil e eficaz para erguer e modelar as nádegas, pois trabalha as camadas mais profundas dos glúteos. Repita 5 vezes com cada perna. O objetivo é chegar a 20 repetições.

1 Comece com um agachamento: braços estendidos, quadril abaixado, joelhos e pés alinhados, tórax aberto e costas retas. Abaixe o quadril, respirando normalmente.

2 Levante e gire a perna esquerda; o joelho deve estar virado para baixo. Puxe os braços e contraia os glúteos. Repita os passos 1 e 2.

DICAS

- Deixe as costas retas ao flexionar os joelhos
- Respire normalmente
- Relaxe as mãos e a parte superior do corpo

agachamento de balé (plié)

Pense em força, equilíbrio e fluidez ao realizar este movimento. Este exercício não tem pausa nem impulso, e, como muitos passos de dança, demanda esforço para ser aperfeiçoado. Pratique os movimentos da perna primeiro e passe para os braços quando se sentir pronta para isso. Repita 10 vezes.

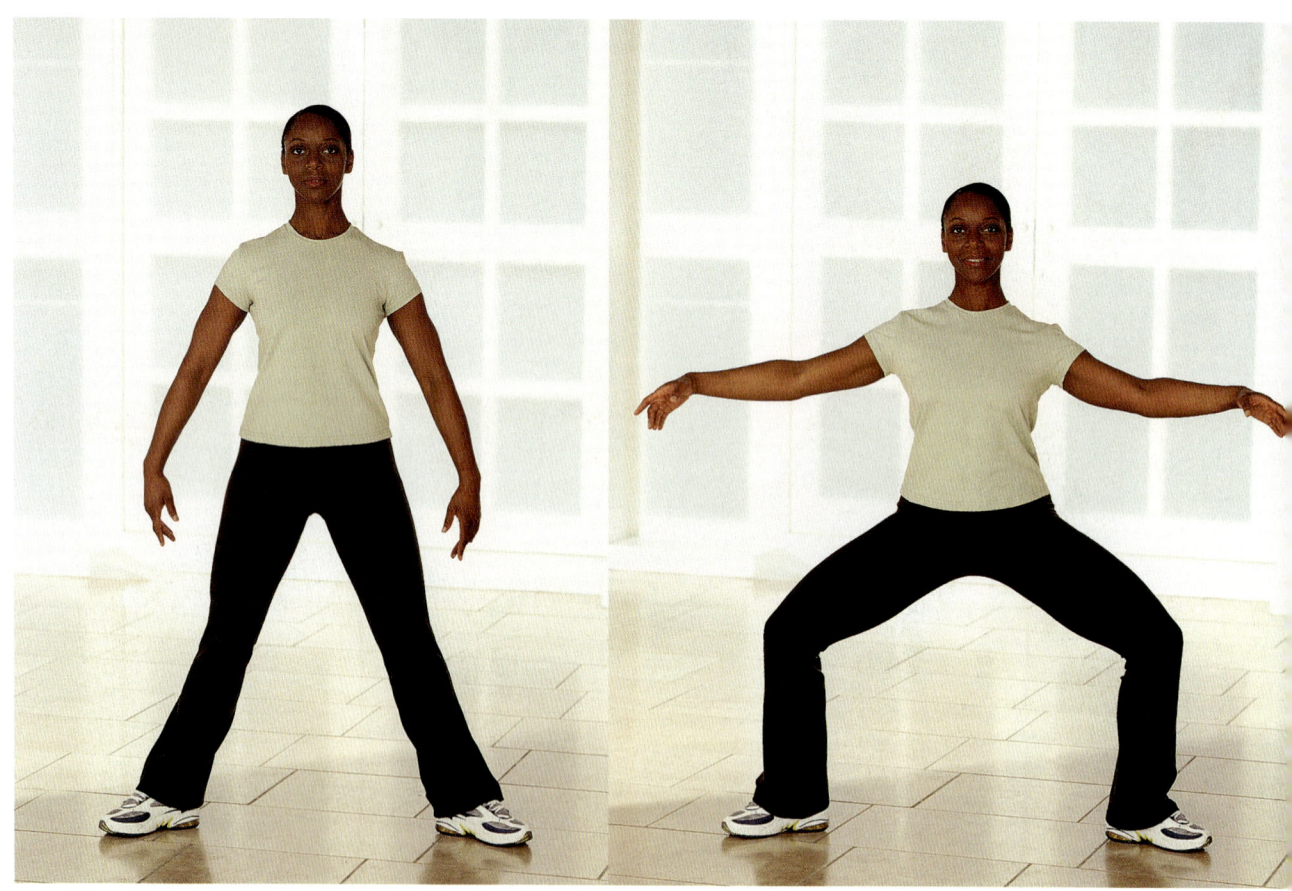

1 Afaste as pernas para além da linha do quadril, com os pés virados para fora. Estenda os braços na lateral do corpo, relaxe-os e ponha a pelve em posição neutra.

2 Mantenha o tórax aberto e o tronco alinhado com o quadril. Flexione os joelhos e levante os braços. Firme os calcanhares no chão e alinhe os joelhos com os dedos dos pés.

passos de dança como este exigem boa postura, alinhamento, força e flexibilidade

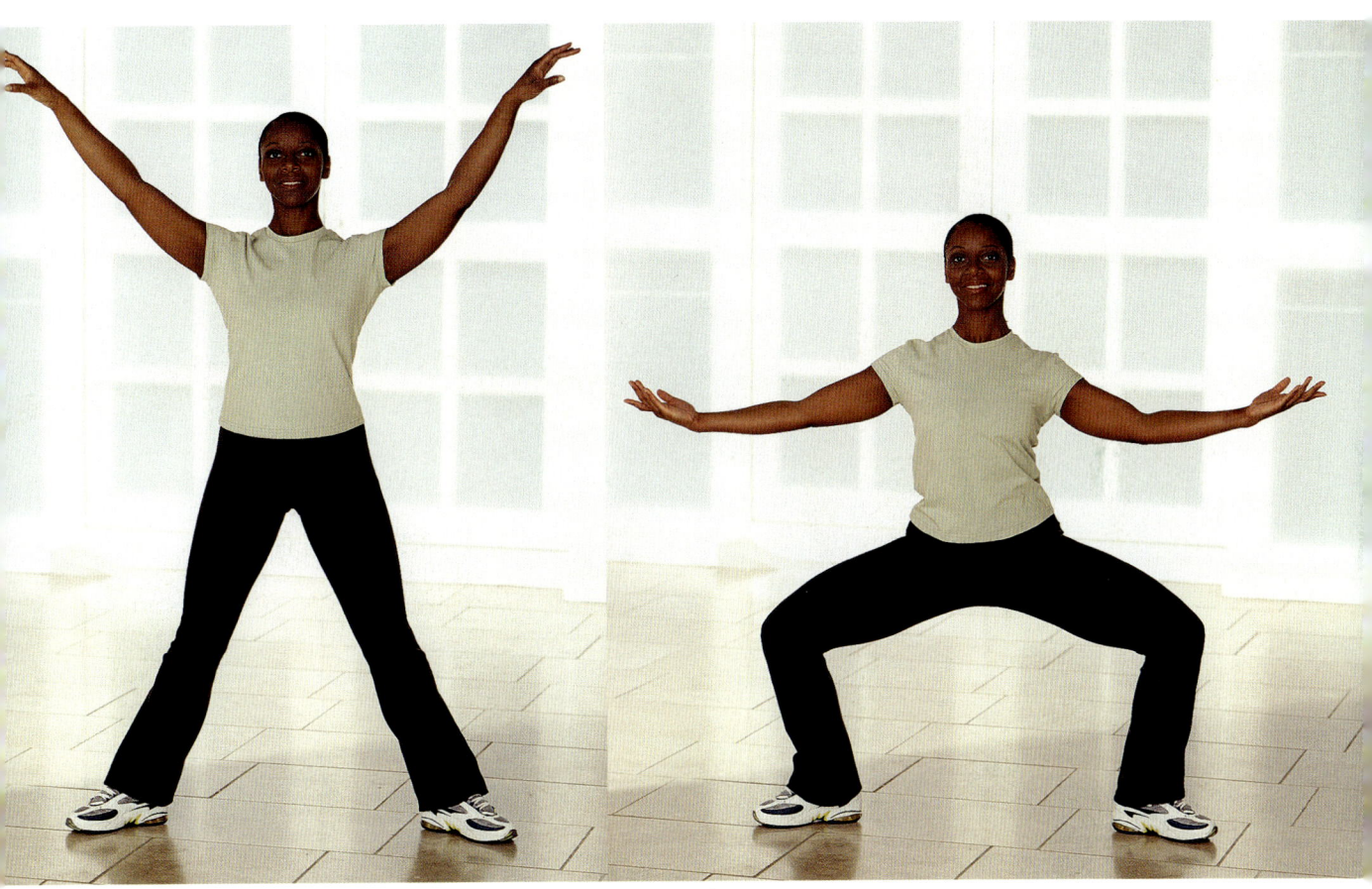

3 Ao estender as pernas e levantar os braços, contraia bem as nádegas e o quadríceps. Mantenha os joelhos ligeiramente flexionados, o abdome contraído e os ombros relaxados.

4 Flexione bem os joelhos e abaixe um pouco os braços, virando as palmas para cima. A seguir, estique as pernas, contraia as nádegas e os quadríceps e volte os braços à posição original.

agachamento profundo

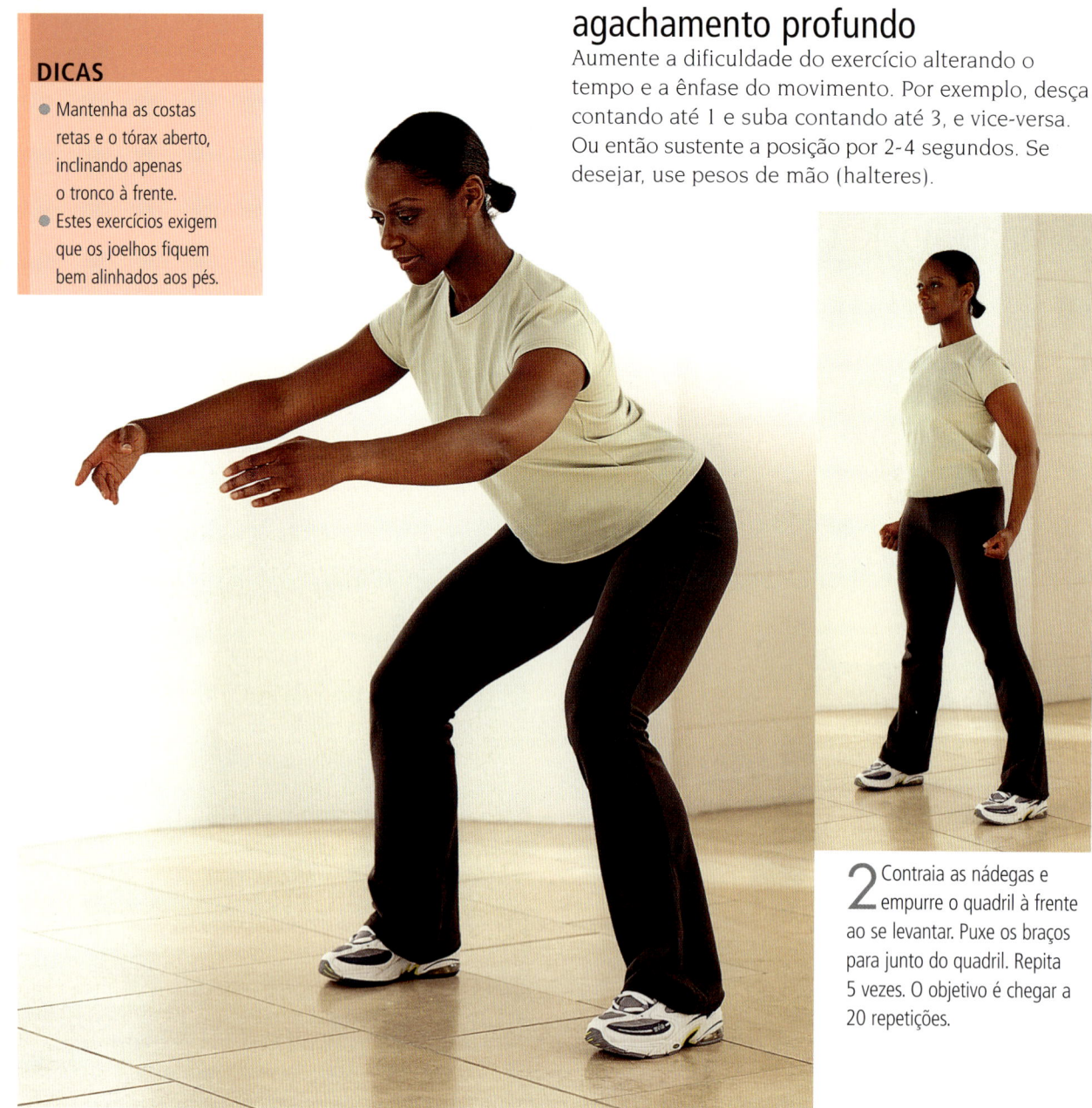

Aumente a dificuldade do exercício alterando o tempo e a ênfase do movimento. Por exemplo, desça contando até 1 e suba contando até 3, e vice-versa. Ou então sustente a posição por 2-4 segundos. Se desejar, use pesos de mão (halteres).

DICAS
- Mantenha as costas retas e o tórax aberto, inclinando apenas o tronco à frente.
- Estes exercícios exigem que os joelhos fiquem bem alinhados aos pés.

1 Agache-se até as coxas ficarem paralelas ao chão, com o quadril atrás dos pés e todo o peso do corpo nos calcanhares. Levante os braços à frente para obter impulso e equilíbrio.

2 Contraia as nádegas e empurre o quadril à frente ao se levantar. Puxe os braços para junto do quadril. Repita 5 vezes. O objetivo é chegar a 20 repetições.

agachamento com uma perna

O Conselho Americano de Exercícios declarou que este é o exercício mais eficiente para o bumbum! Enquanto não tiver prática, use uma cadeira para se apoiar.

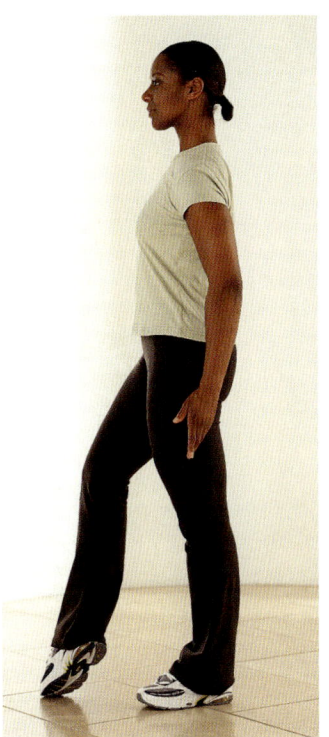

1 Em pé, ponha a pelve na posição neutra e contraia o abdome. Leve o pé direito à frente, tocando o chão com a ponta. Jogue o peso do corpo sobre o pé de trás.

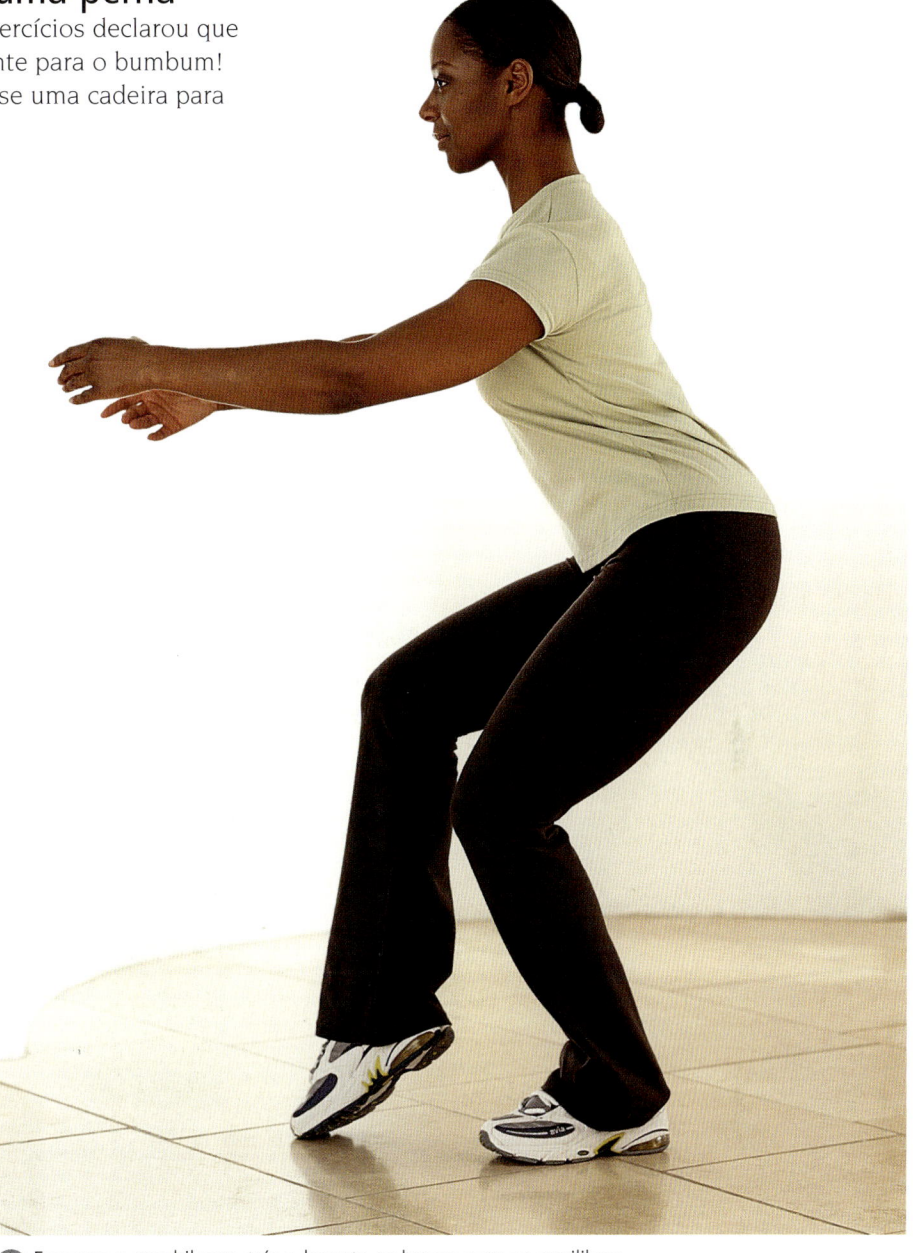

2 Empurre o quadril para trás e levante os braços para se equilibrar. O joelho esquerdo continua alinhado com o pé esquerdo. Levante-se, levando o quadril à frente e contraindo as nádegas. Repita 5 vezes com cada perna. O objetivo é chegar a 20 repetições.

afundo

Este é um exercício que exige bastante da musculatura das coxas, do quadril e das nádegas. Abaixar-se e levantar-se mantendo a coluna alinhada não é tarefa fácil. No início, use uma cadeira como apoio e preste atenção ao erro mais comum: deixar o joelho se projetar à frente do pé de apoio. Por isso é melhor se exercitar na frente de um espelho. Comece com 2-4 repetições (2 segundos na descida e também na subida), mas procure chegar a 15-20 repetições. Você pode ir mais devagar, mas não mais depressa.

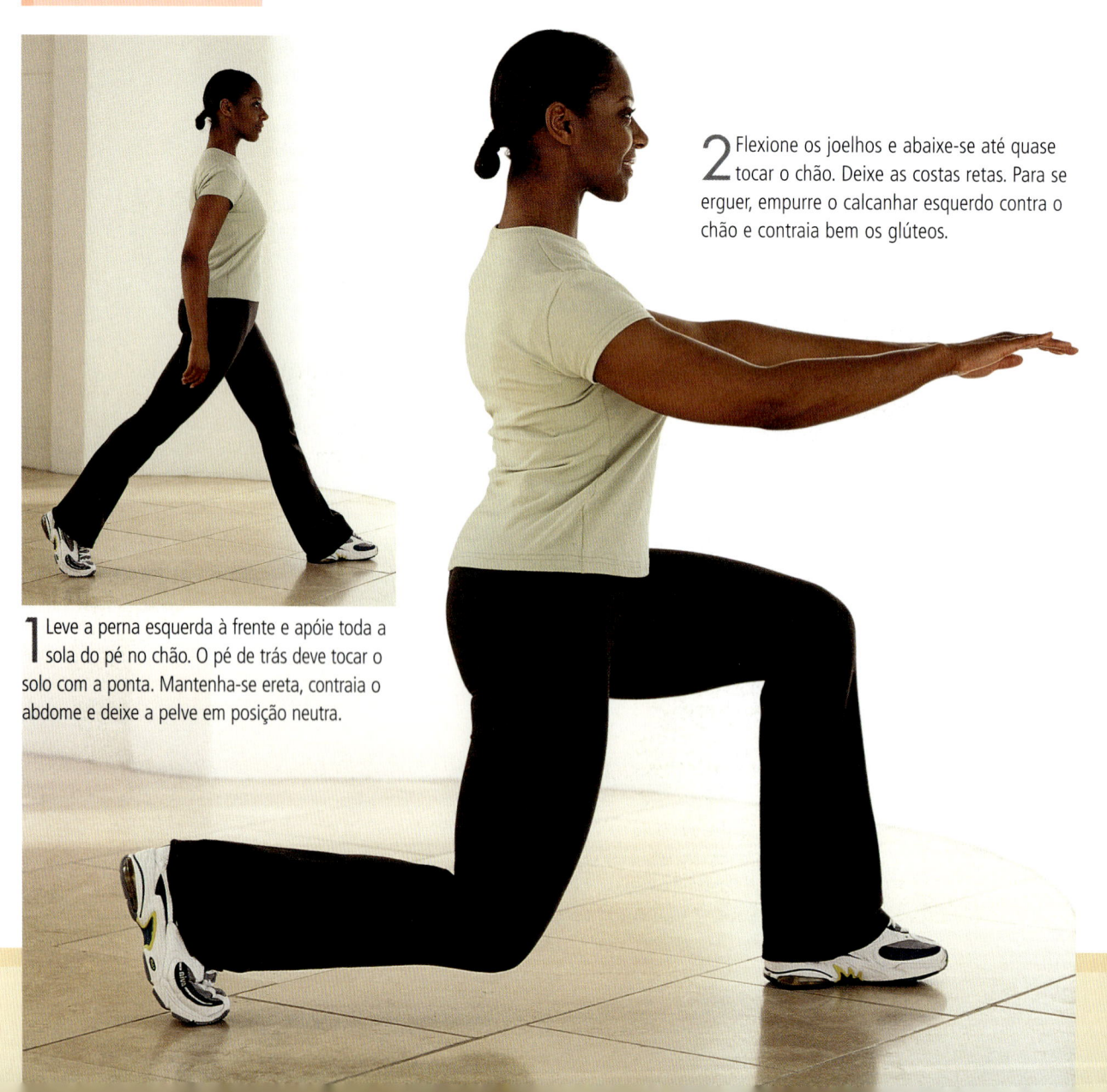

DICAS

- Leve os braços à frente na descida e abaixe-os na subida
- O joelho da frente deve ficar alinhado ao tornozelo; o de trás, com o quadril

1 Leve a perna esquerda à frente e apóie toda a sola do pé no chão. O pé de trás deve tocar o solo com a ponta. Mantenha-se ereta, contraia o abdome e deixe a pelve em posição neutra.

2 Flexione os joelhos e abaixe-se até quase tocar o chão. Deixe as costas retas. Para se erguer, empurre o calcanhar esquerdo contra o chão e contraia bem os glúteos.

agachamento com os pés juntos

Este exercício trabalha os glúteos, o quadríceps e os músculos posteriores da coxa. Comece com 10 repetições e procure chegar a 20. Conte até 2 na descida e na subida. Para variar, desça em um tempo e suba em três. Tente ficar agachada por 2-4 segundos, ou use pesos nas mãos.

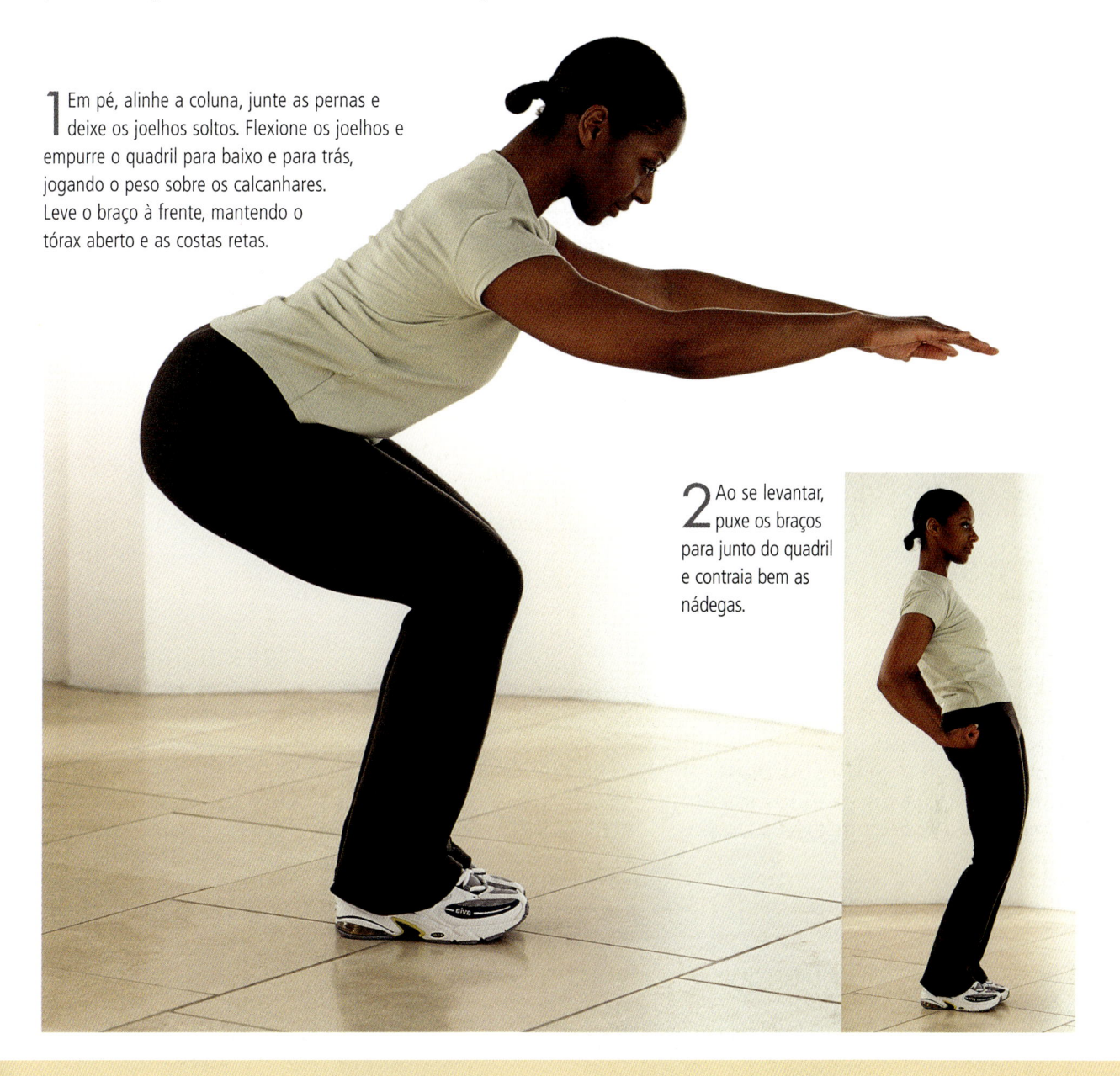

1 Em pé, alinhe a coluna, junte as pernas e deixe os joelhos soltos. Flexione os joelhos e empurre o quadril para baixo e para trás, jogando o peso sobre os calcanhares. Leve o braço à frente, mantendo o tórax aberto e as costas retas.

2 Ao se levantar, puxe os braços para junto do quadril e contraia bem as nádegas.

contração e alongamento dos glúteos

EXERCÍCIO INICIAL

Contrair e alongar os glúteos é um ótimo exercício inicial, que também pode ser feito em frente à televisão. Apóie no chão a sola dos pés, para aumentar o esforço, ou sustente a contração por alguns segundos a mais.

Este exercício é relativamente fácil. Mantenha o rosto, o pescoço e os ombros relaxados. Procure respirar normalmente durante todo o exercício. Na contração, tente não levantar demais o quadril – concentre-se em contrair os músculos e não se preocupe com a altura.

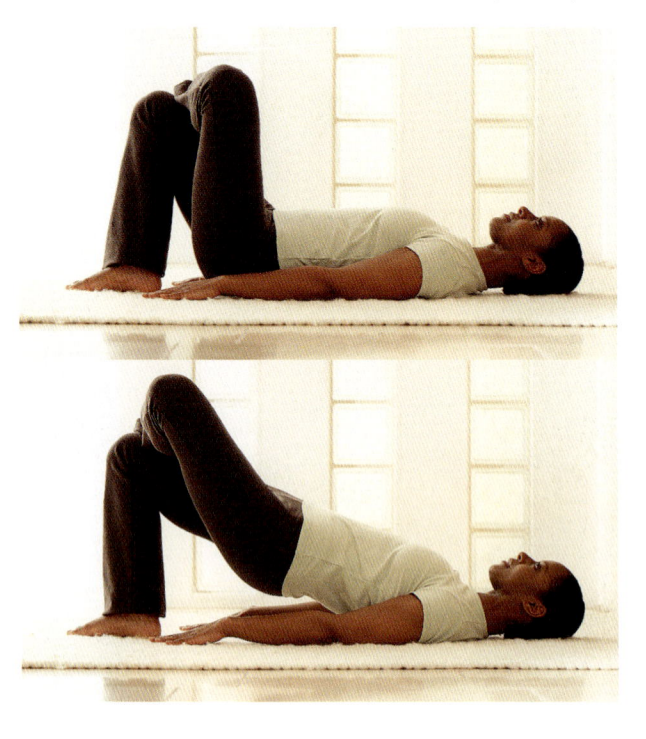

1 Deite de costas, com os braços estendidos ao longo do corpo. Deixe o pé direito no chão e flexione a perna. Apóie o tornozelo esquerdo na perna flexionada.

2 Contraia o abdome e estique a coluna. Leve o quadril para cima, tirando as nádegas do chão. Contraia os glúteos por 2-4 segundos e abaixe o quadril devagar, fazendo as nádegas roçarem o chão por 1 segundo. Repita 10 vezes com cada perna.

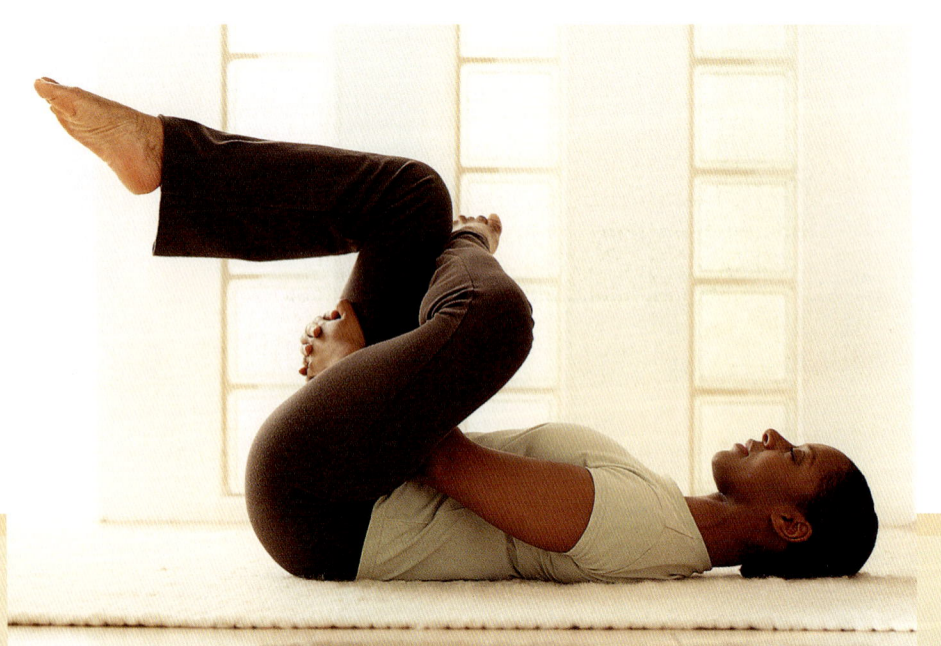

alongamento

Deite no chão e ponha o tornozelo esquerdo sobre o joelho direito. Com as duas mãos, puxe a perna direita contra o peito. Respire. Conte até 10 e repita os movimentos com a outra perna.

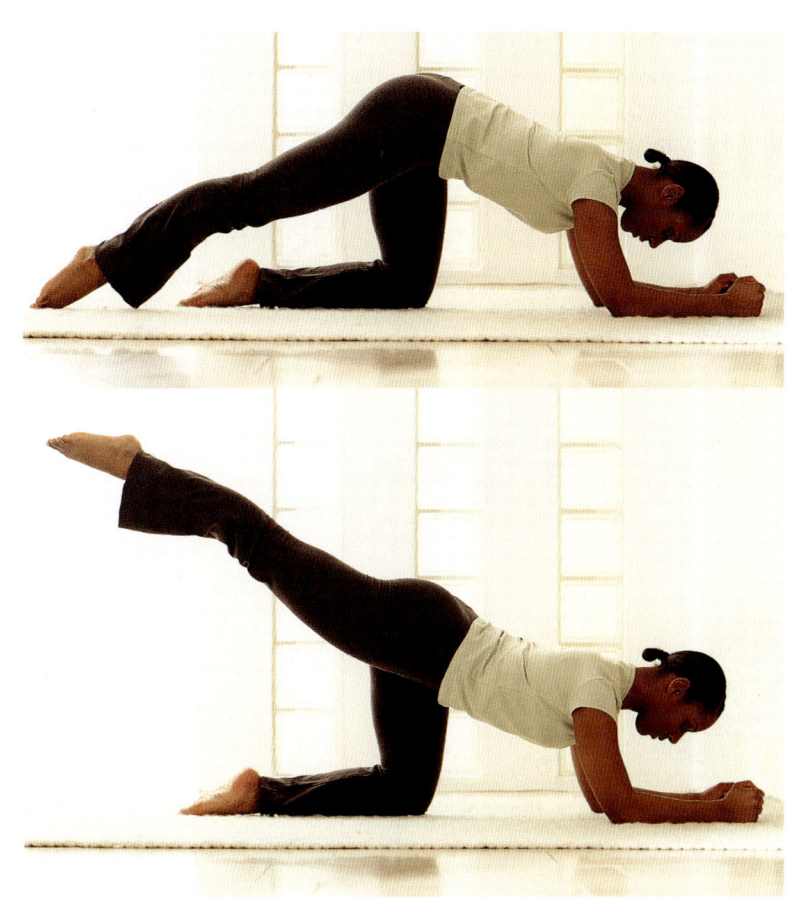

glúteos com perna estendida

Este exercício trabalha os glúteos e os músculos posteriores da coxa. Para aumentar o esforço, use pesos.

1 De joelhos, apóie-se nos antebraços. Estenda a perna direita para trás. Contraia o abdome e estique a coluna. O quadril deve ficar alinhado com o joelho; os ombros, com os cotovelos.

2 Levante a perna direita, contraindo os músculos posteriores da coxa e os glúteos com mais intensidade à medida que ergue a perna. Não gire o quadril nem os ombros. Mantenha a coluna reta e controle o movimento da perna; conte 2 segundos para subir e 2 segundos para descer. Repita 10-20 vezes com cada perna.

alongamento do ombro

De joelhos, abaixe o quadril e estenda os braços à frente do corpo, apoiando a testa no chão. Após alguns segundos, leve os dedos da mão um pouco mais à frente, para ampliar o alongamento.

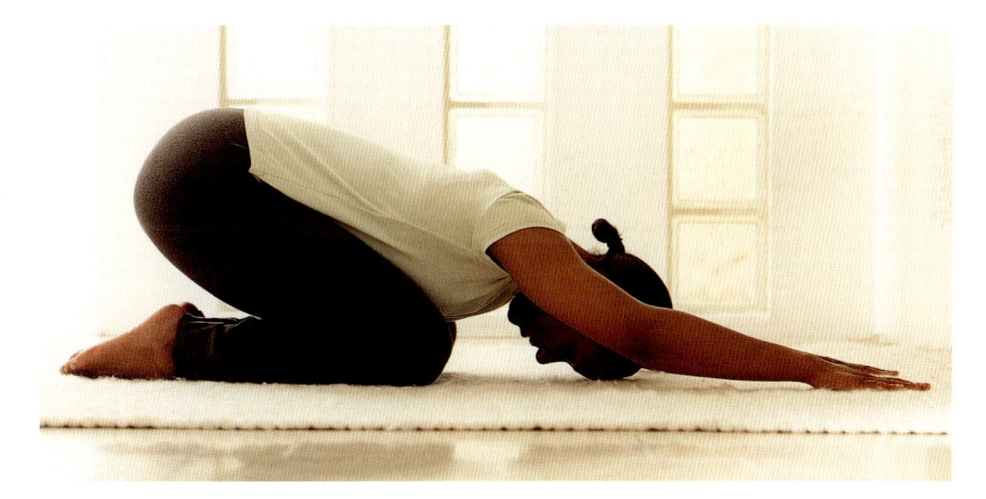

EM FRENTE À TV

Se você dispõe de pouco tempo, faça estes exercícios enquanto assiste à televisão. Depois, alongue-se um pouco, o que também pode ser feito diante da telinha!

adução

Este exercício tonifica rapidamente a parte interna das coxas. Não deixe a perna em movimento pousar no chão.

Comece com 10 repetições e procure chegar a 30. São 2 segundos para subir e 2 segundos para descer.

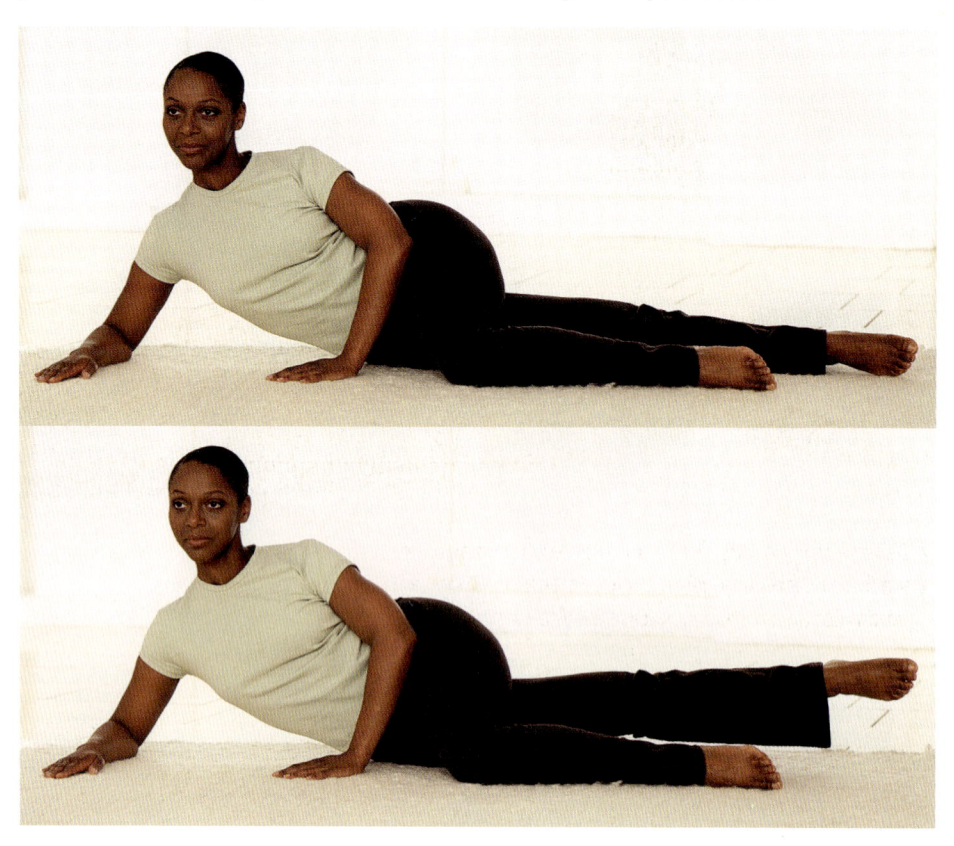

1 Deite sobre o lado direito do corpo e apóie-se no antebraço. Ponha a mão esquerda na frente. Apóie o joelho esquerdo no chão ou num travesseiro, à frente do corpo. Estenda a perna direita. Contraia o abdome e deixe a pelve na posição neutra.

2 Levante a perna direita, mantendo o joelho meio flexionado. Controle o movimento e respire. Verifique sua posição e repita.

use bem seus músculos: faça movimentos corretos

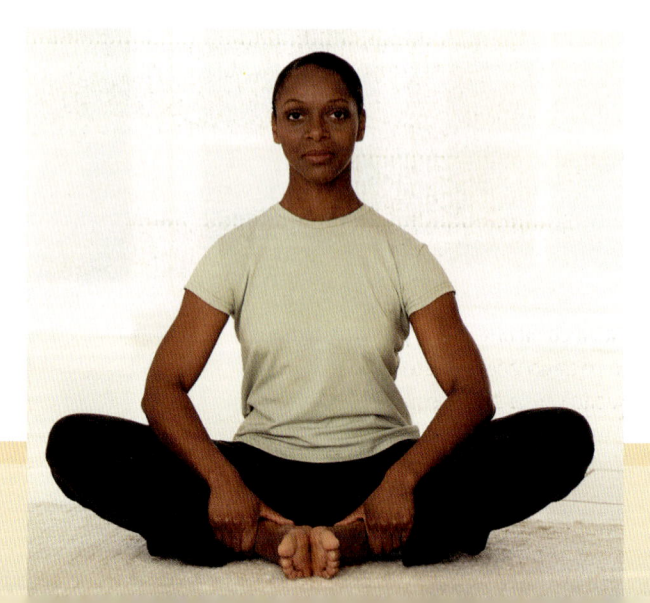

virilha e interior das coxas

Para alongar a virilha e a parte interna das coxas, sente-se no chão, junte a sola dos pés, segure os tornozelos e incline o tronco à frente. Sustente a posição por 5-30 segundos e relaxe.

abdução

Este exercício trabalha os abdutores – músculos da parte externa das coxas – e os glúteos. Comece com 10 repetições (2 segundos para subir e 2 segundos para descer). Antes de subir novamente, a perna deve apenas roçar o chão.

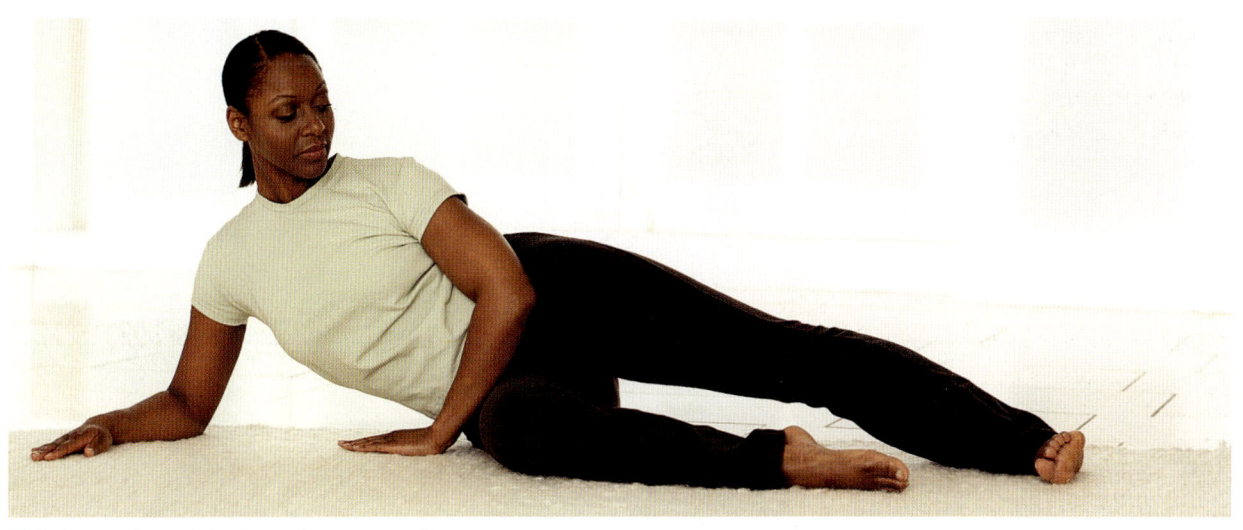

1 Deite-se sobre o lado direito do corpo e apóie o peso no antebraço. Flexione a perna direita. Estenda e levante a perna esquerda. Contraia o abdome e deixe a pelve na posição neutra.

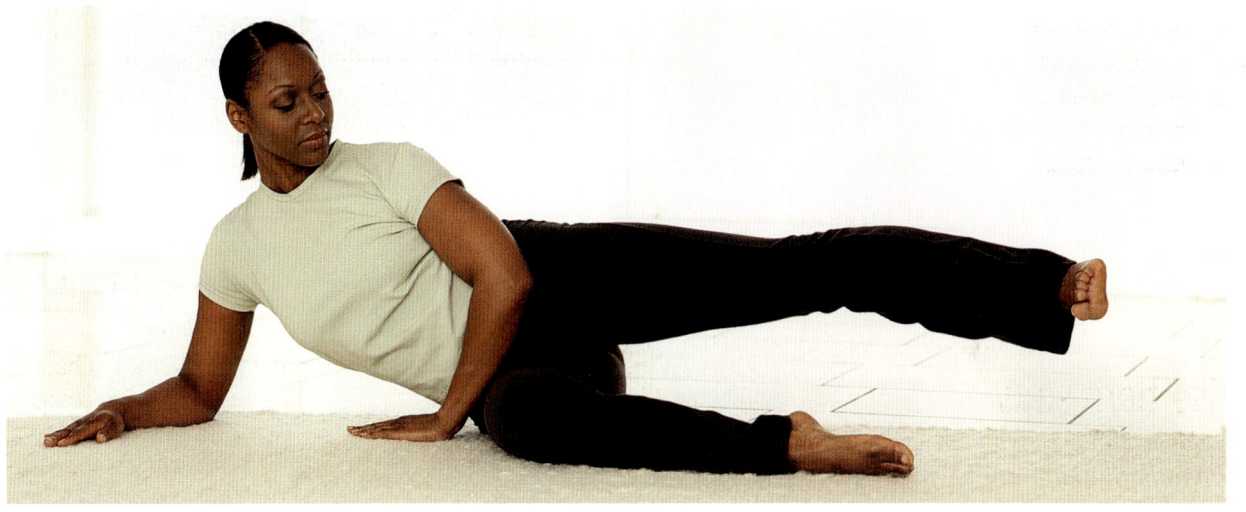

2 Levante a perna esquerda até a altura do ombro. Segure por um momento e abaixe-a, mantendo o pé flexionado. Comece com 10 repetições e tente chegar a 30. Repita com a outra perna.

POR QUE ALONGAR

O alongamento regular melhora a postura, diminui as dores nas costas e amplia os movimentos. Ele melhora o desempenho nos esportes e reduz o risco de lesões.

alongamento dos músculos posteriores da coxa

Fique em pé, ereta, com os pés afastados um pouco além da linha do quadril. Leve o pé esquerdo à frente, flexione o joelho direito e pouse as mãos na coxa direita, sem pressioná-la. Empurre o quadril para trás. Abra o tórax e mantenha as costas retas. Incline-se à frente. Contraia o abdome e levante a nádega esquerda para aumentar o esforço. Segure por 10 segundos e repita com a outra perna.

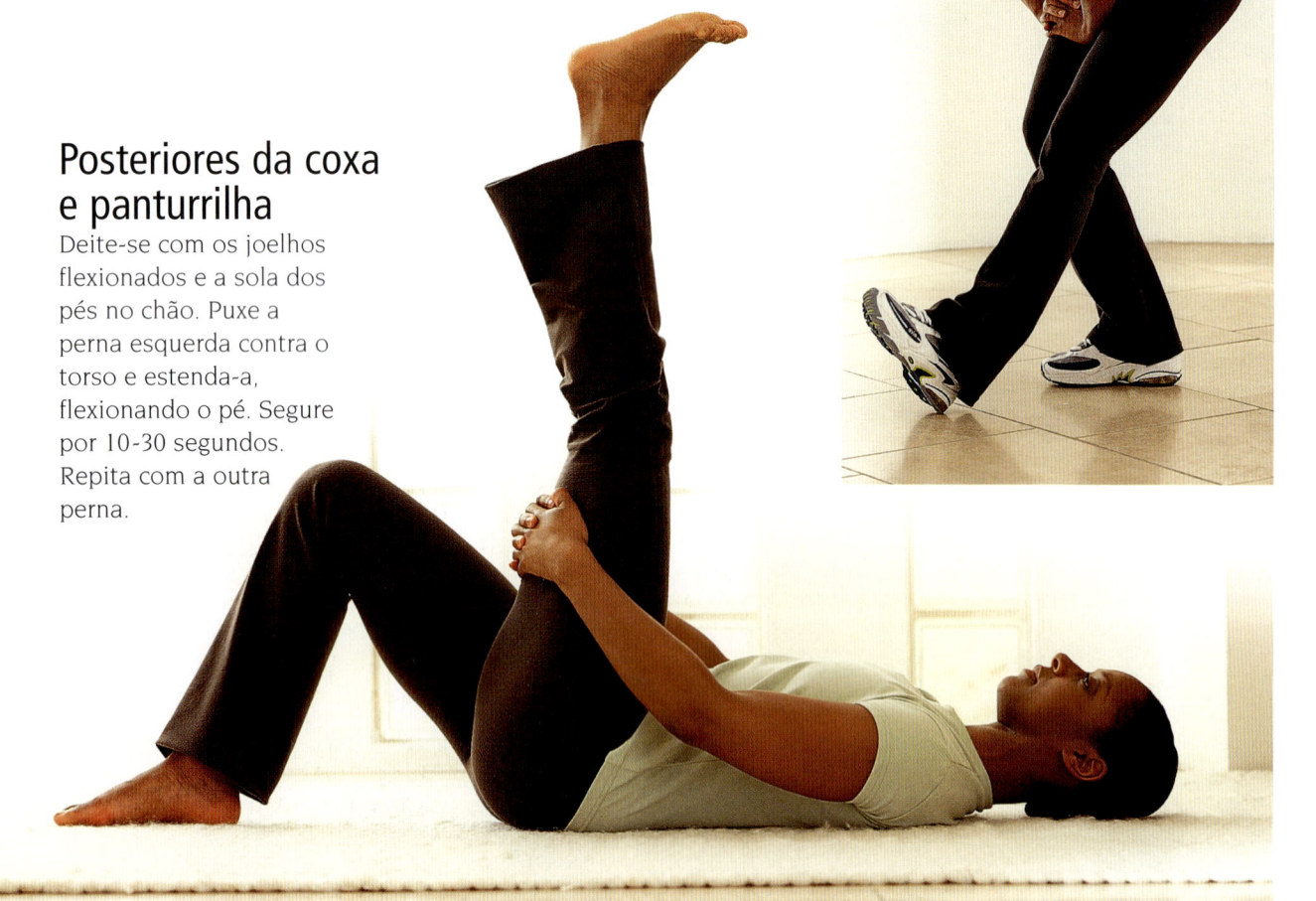

Posteriores da coxa e panturrilha

Deite-se com os joelhos flexionados e a sola dos pés no chão. Puxe a perna esquerda contra o torso e estenda-a, flexionando o pé. Segure por 10-30 segundos. Repita com a outra perna.

alongamento do quadríceps e do flexor do quadril (em pé)

Fique em pé sobre a perna direita e deixe o joelho meio flexionado. Dobre a perna esquerda para trás e puxe o pé contra as nádegas. Mantenha os joelhos unidos. O joelho esquerdo deve apontar para o chão. Deixe a coluna reta e o quadril virado para a frente. Segure por 10 segundos. Repita com a outra perna.

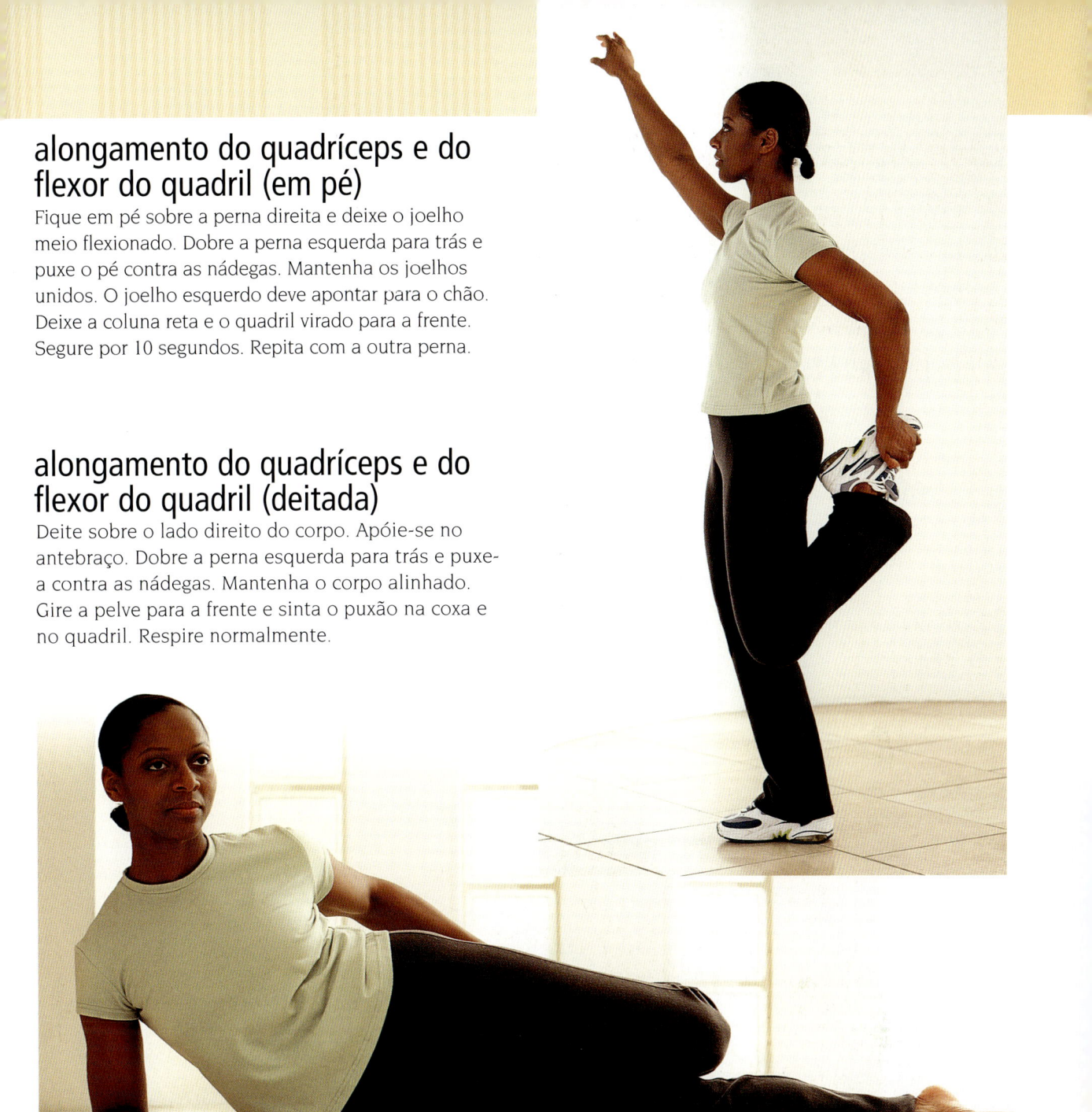

alongamento do quadríceps e do flexor do quadril (deitada)

Deite sobre o lado direito do corpo. Apóie-se no antebraço. Dobre a perna esquerda para trás e puxe-a contra as nádegas. Mantenha o corpo alinhado. Gire a pelve para a frente e sinta o puxão na coxa e no quadril. Respire normalmente.

aeróbica para a parte inferior do corpo

As atividades listadas abaixo destinam-se aos grandes músculos da parte inferior do corpo. Estes exercícios trabalham o sistema cardiovascular e ajudam a queimar gordura. A maioria é feita com pesos, o que fortalece os ossos. Aproveite as oportunidades diárias de realizar estes exercícios, mesmo que por pouco tempo.

EQUIPAMENTO ÚTIL
- Um bom par de tênis
- Uma bicicleta
- Corda
- Um step
- Cama elástica
- Música animada (100 ou + batidas por minuto)
- Cronômetro, para registrar as atividades

níveis de condicionamento

Se você quiser aumentar sua capacidade aeróbica e sua resistência, esta é uma boa hora para assumir atividades adicionais. Quando um exercício for novo para você, não espere milagres de cara: os músculos se adaptam apenas depois de seis sessões. Além disso, a proficiência em um tipo de exercício não pode ser automaticamente transferida para outro, daí a necessidade de exigir sempre mais do corpo. Ou seja, mesmo que você tenha feito dez sessões de natação, sua primeira corrida não será fácil. Para melhorar sempre o seu condicionamento físico, aplique os conceitos de freqüência, intensidade e duração.

caminhada e corrida

Caminhar com o objetivo de exercitar-se não é o mesmo que andar pela casa. Uma caminhada rápida trabalha o sistema cardiovascular e é uma boa precursora da corrida. Já obtive ótimos resultados com pessoas que odeiam correr dizendo-lhes apenas que corram o mais lentamente possível. Relaxe e tente estabelecer um ritmo em que consiga coordenar a respiração e as passadas. Antes de caminhar ou correr, verifique o calçado, o trajeto e itens de segurança. Faça 5 minutos de aquecimento e, no final, 5 minutos de desaquecimento e de alongamento. Não se esqueça de aquecer o tornozelo (ver p. 46). Se estiver fora de forma, você precisará de mais tempo de aquecimento e desaquecimento.

- Use roupas leves em camadas, para poder ir tirando aos poucos. Prefira meias de algodão.
- Mantenha-se bem hidratada. Beba água uma hora antes de se exercitar.
- Mantenha a coluna ereta e os ombros relaxados.
- Ao caminhar, faça-o num passo rápido. Depois de 5 minutos você deve estar transpirando e respirando mais depressa, mas ainda assim ser capaz de conversar.
- Pise no chão com o calcanhar. Para dar o impulso à frente, empurre a planta do pé contra o chão.
- Balance o braço para dar impulso. Coordene respiração, passadas e balanço dos braços.
- Relaxe mãos, ombros, cotovelos e músculos faciais.

Quando você estiver correndo 20 minutos três vezes por semana, vai precisar de tênis melhores.

ciclismo e natação

São dois ótimos exercícios, em especial se você estiver acima do peso ou tiver problemas nas articulações, pois têm baixo impacto. Por essa razão, essas atividades não trazem benefícios aos ossos. Lembre-se de que é preciso nadar ou pedalar até ofegar um pouco para que os exercícios façam algum efeito no sistema cardiovascular.

step

O step é um exercício vigoroso que melhora a coordenação, a agilidade, a força, a resistência e o condicionamento cardiovascular.

aulas de dança

Pode ser qualquer dança: balé clássico, dança de salão, sapateado, jazz. Pessoas de todas as idades podem dançar; entre todas as atividades aeróbicas, essa é a que mais agrada ao corpo e ao espírito.

cama elástica

As camas elásticas são divertidas, acessíveis e cabem até debaixo da cama. Este é um exercício aeróbico, benéfico para os ossos, para o equilíbrio e para a coordenação motora. É bom para quem está acima do peso, pois não força as articulações.

corda

O maior benefício deste exercício é a proteção contra a osteoporose (*ver pp*. 104-105). Comece intercalando exercícios do capítulo sobre a parte inferior do corpo com 5 pulos na corda; procure chegar a 20 pulos e repita 5 vezes.

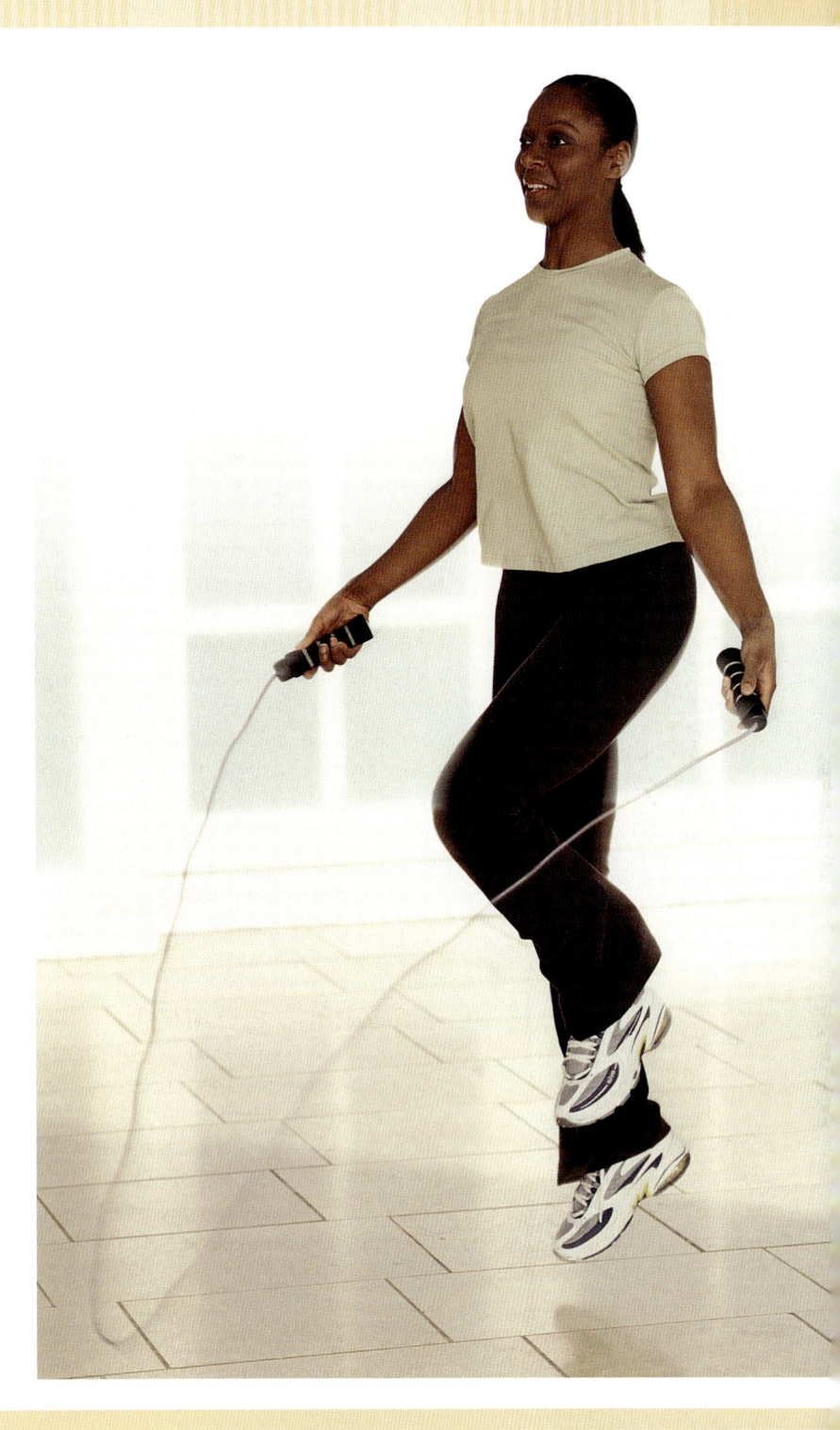

parte superior do corpo

Quando a parte superior do corpo está tonificada, os braços, os ombros e as costas ficam mais bonitos e agüentam melhor as atividades do dia-a-dia. As mulheres devem prestar atenção especial ao tríceps, o "músculo do tchau", que perde força e definição se não for exercitado com freqüência.

PRINCIPAIS GRUPOS MUSCULARES

- **Deltóide** Na parte de cima dos ombros; ergue os braços para os lados, para a frente e para trás
- **Trapézio** Atravessa a parte de trás dos ombros; junta e abaixa os ombros
- **Grande dorsal** Atravessa as costas até o braço; leva os braços para baixo e para trás e os faz girar
- **Peitoral** Em forma de leque, cruza os braços, gira-os para dentro e sustenta os seios
- **Bíceps** Na parte da frente dos braços; flexiona os braços e gira a palma da mão
- **Tríceps** Na parte de trás dos braços; estende os cotovelos
- **Eretor da espinha** Mantém a coluna ereta, inclina o tronco para a frente e rotaciona-o

exercícios de resistência

Seus músculos perderão força e resistência se não forem exercitados com regularidade. A maioria das mulheres apresenta um desequilíbrio de força, com braços mais fracos que as pernas, por isso é necessário trabalhar a musculatura da parte superior do corpo com exercícios de resistência que usem o peso do próprio corpo ou halteres.

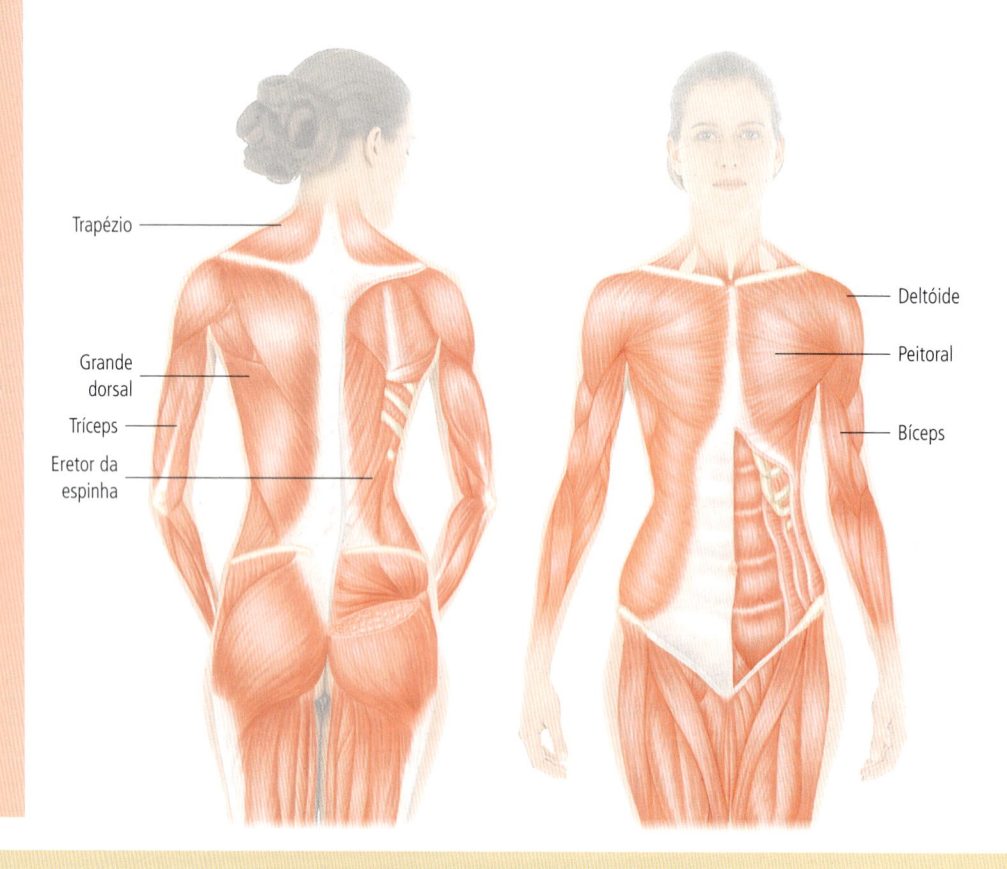

PARTE SUPERIOR DO CORPO 69

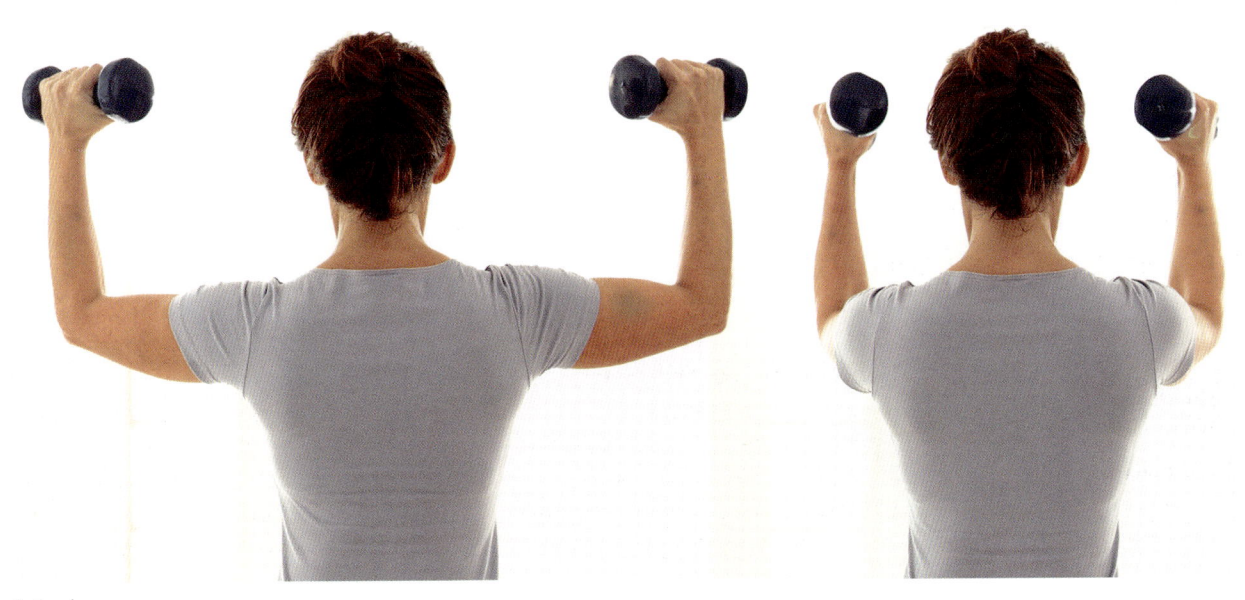

Peitoral

halteres

Assim que aprender os exercícios deste capítulo, você deve passar a usar halteres para aumentar o esforço dos músculos – lembra como sua musculatura se adaptou ao peso cada vez maior do bebê? O tipo de carga utilizada interfere nos resultados. Comece com pesos caseiros, como latas de alimentos ou embalagens de detergente, e depois passe para os halteres. O ideal para as mulheres é treinar com 1-5 kg de carga. No treinamento com carga é importante não aproveitar o impulso para realizar o movimento. Todos os movimentos devem ser controlados, especialmente na descida. Um erro comum é inclinar-se para trás e travar os joelhos ou o cotovelo, em especial no momento da subida.

sobrecarga

Em algum momento você notará que seus músculos demoram mais a se cansar. Isso significa que você está entrando em forma e terá de treinar mais para alcançar a "sobrecarga", ou seja, para fazer o corpo sair de sua zona de conforto. As duas últimas repetições de todo exercício devem ser difíceis e provocar dor. Seu condicionamento não vai melhorar enquanto você não alcançar esse ponto.

músculos bem treinados

Lembre-se ainda de que seus músculos aproveitam tanto os exercícios de força quanto os de resistência. Estes exigem menos trabalho de resistência (menos carga e mais repetições); aqueles, mais resistência (carga mais pesada e menos repetições).

FATOS
- Músculo não vira gordura e gordura não vira músculo
- Os exercícios são mais eficazes quando as últimas repetições causam dor
- Os exercícios com pesos aumentam a musculatura dos homens por causa dos hormônios masculinos. É muito difícil as mulheres ficarem musculosas; o tamanho dos músculos femininos aumenta apenas quando são fortalecidos em 200%. Se exercitados, porém, eles ficam mais rijos e definidos

se você tiver tempo para apenas um exercício para a parte superior do corpo, escolha este

flexões (em pé)

Estas flexões são mais fáceis do que as realizadas no chão e constituem um dos exercícios mais versáteis que existem. Use como apoio uma parede ou uma barra na altura do peito. Para aumentar a intensidade do exercício, afaste-se do apoio ou diminua a velocidade dos movimentos. Faça 10 flexões, descanse e repita; procure chegar a 40 flexões no total.

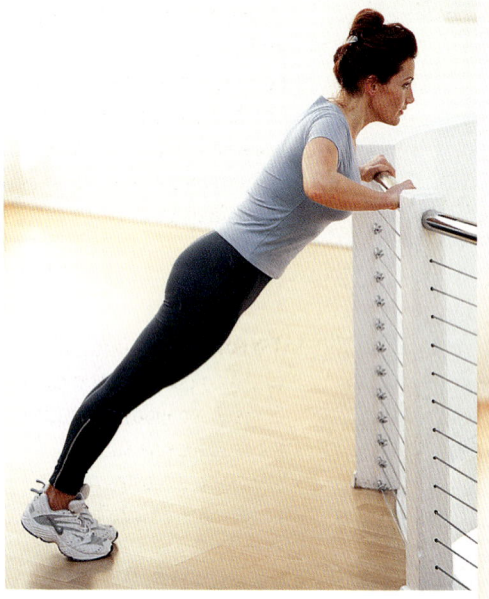

DICAS
- Para aumentar o esforço do tríceps, aproxime os braços
- Para aumentar o esforço do peitoral, afaste as mãos
- Mantenha as costas retas

1 Fique em pé, a uma passada grande do apoio. Deixe a pelve em posição neutra e contraia o abdome. Segure o apoio e incline o corpo para a frente, flexionando os cotovelos.

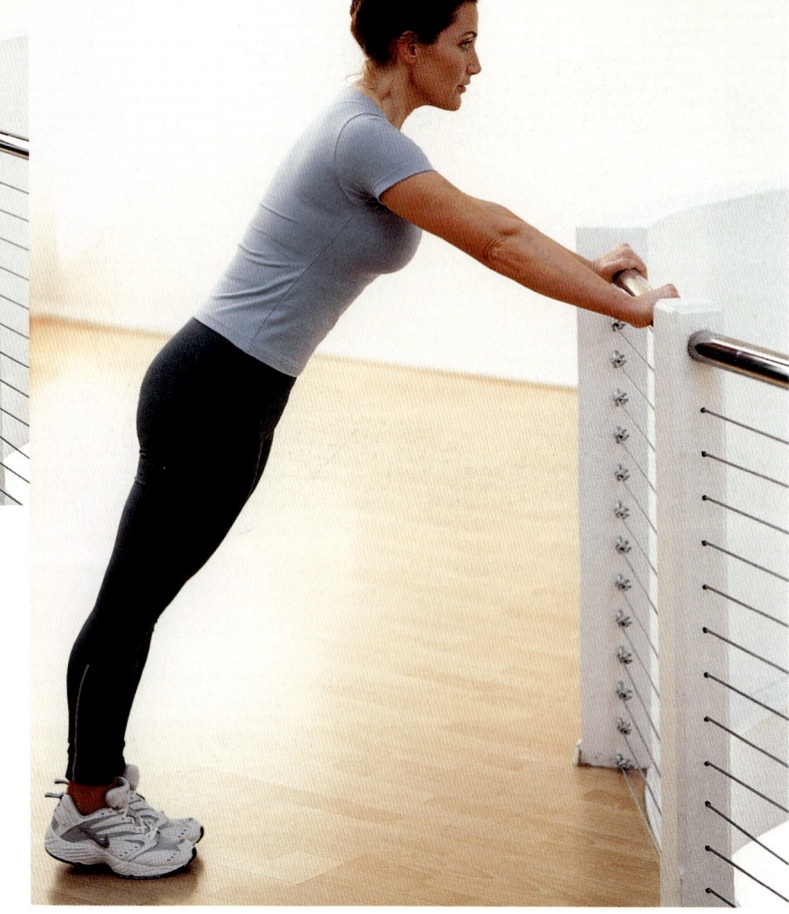

2 Empurre o corpo para longe do apoio, estendendo os braços sem travar os cotovelos. Mantenha as costas retas. Respire.

flexões (no chão)

Não existe exercício melhor que este para a parte superior do corpo. As flexões trabalham os músculos peitorais, o tríceps e os ombros. A forma mais fácil de começar este exercício é apoiar-se nos joelhos e nas mãos. O quadril deve estar alinhado aos joelhos e as mãos, aos ombros. Faça 10 flexões e repita. Procure chegar a 40 flexões no total. Faça o exercício todos os dias, alternando o foco entre força e resistência (*veja boxe abaixo*).

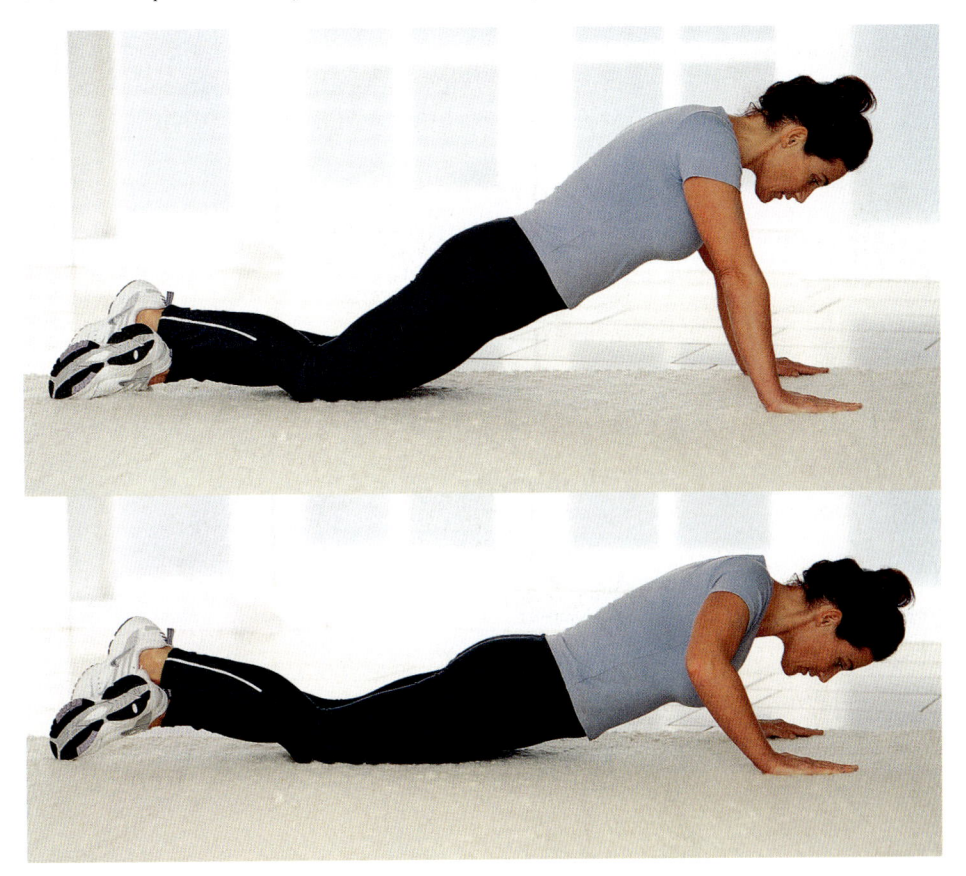

1 Ponha as mãos no chão, alinhadas aos ombros. Deixe os cotovelos meio flexionados e o quadril alinhado com os joelhos. Os joelhos devem estar pousados no chão e as pernas cruzadas. Contraia o abdome e deixe a pelve neutra. Respire. Para variar a intensidade, afaste as mãos do quadril.

2 Flexione os braços até seu rosto quase tocar o chão. Conte 2 segundos na descida e 2 segundos na subida. Mantenha as costas retas. A seguir, volte à posição inicial.

FORÇA E RESISTÊNCIA

Quando quiser executar flexões para aumentar sua resistência, diminua a intensidade do movimento. Para isso, aproxime os joelhos dos braços e aumente o número de repetições. Quando quiser que o objetivo deste exercício seja aumentar sua força, afaste os braços do quadril tanto quanto puder. Outra alternativa é tirar os joelhos do chão completamente. O exercício deve tornar-se difícil a ponto de você conseguir realizar apenas 12-20 repetições.

extensão lombar

OBJETIVOS
- Fortalecer as costas, melhorar a postura e prevenir dores nas costas
- Equilibrar a força do abdome e das costas

Muitas pessoas ignoram por completo as costas em seu programa de condicionamento físico. Depois da gravidez, as costas ficam especialmente fracas e propensas a lesões. Procure equiparar o tempo dedicado ao abdome e às costas. O objetivo deste exercício é trabalhar o músculo eretor da espinha. Comece com 5 repetições e tente chegar a 10.

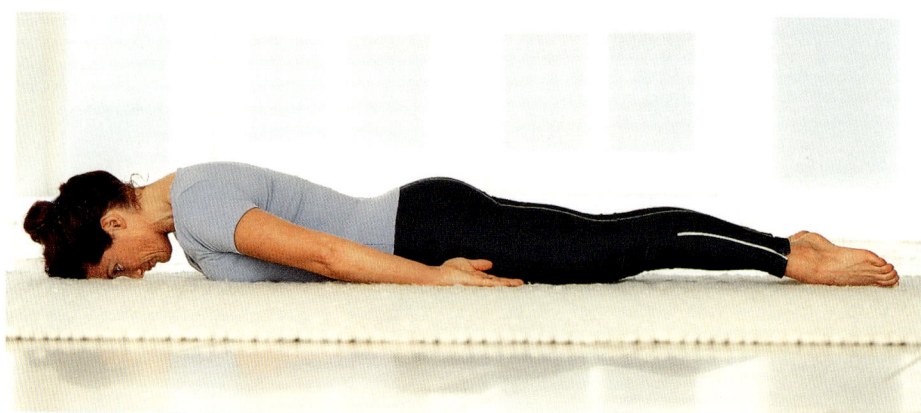

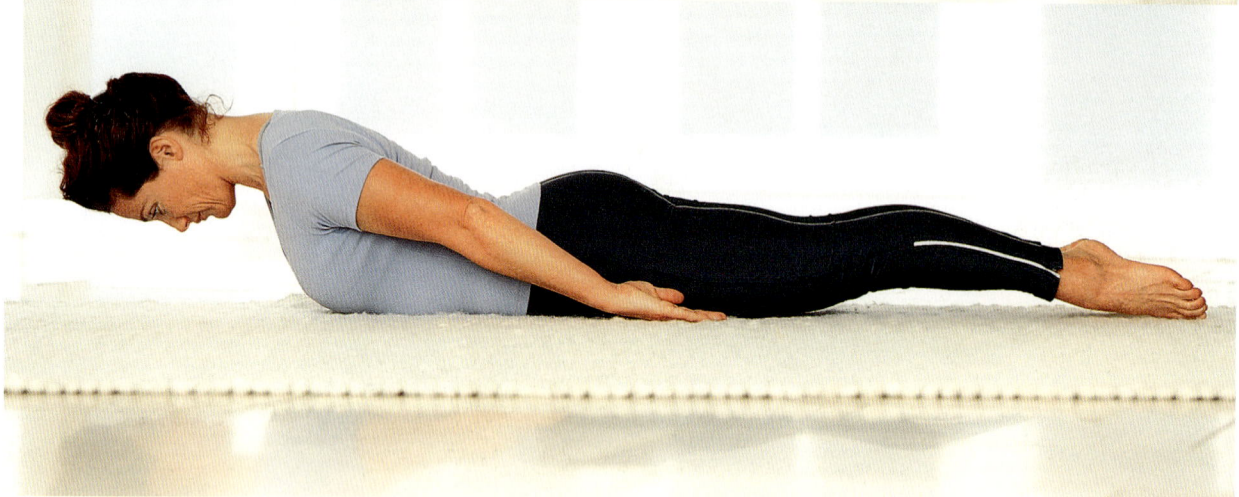

1 Deite em decúbito frontal, com as pernas unidas, braços estendidos ao lado do corpo, pelve em posição neutra e coluna reta. Empurre o quadril e os pés contra o chão.

2 Mantenha a espinha e a coluna retas, a cabeça alinhada com a coluna e os olhos para baixo. Levante os ombros do chão o máximo possível. Segure por 2-4 segundos e abaixe. Respire normalmente.

fortalecendo a musculatura das costas, você evita dores e melhora a postura

hiperextensão lombar

Este exercício é muito semelhante à extensão lombar (*ver página anterior*), mas acrescenta uma contração à parte superior das costas. Ao contrário da musculatura frontal, a dorsal é composta de músculos pequenos, que, juntos, flexionam, levantam e giram. Esses músculos costumam estar fracos, especialmente após a gravidez. Repita 5 vezes e tente chegar a 10.

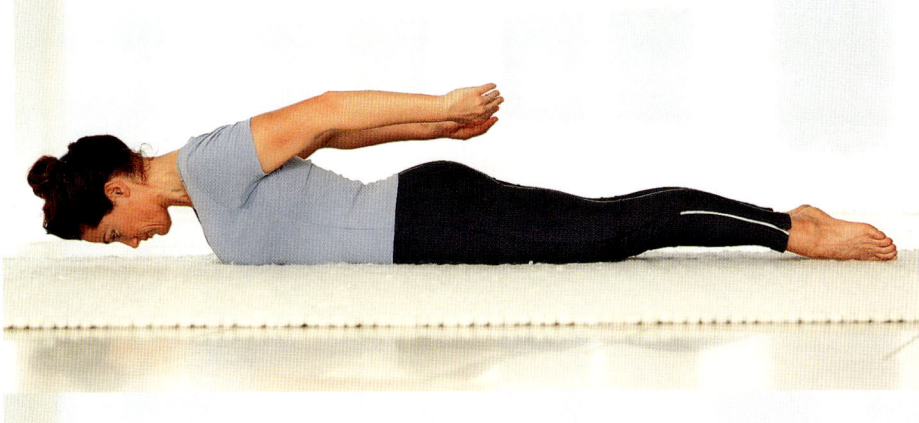

1 Deite em decúbito frontal, com as pernas juntas, os braços estendidos e levantados e a pelve em posição neutra. Alongue o pescoço e a espinha. Levante a cabeça e os ombros e empure as escápulas para trás. Empurre os pés e o quadril contra o chão.

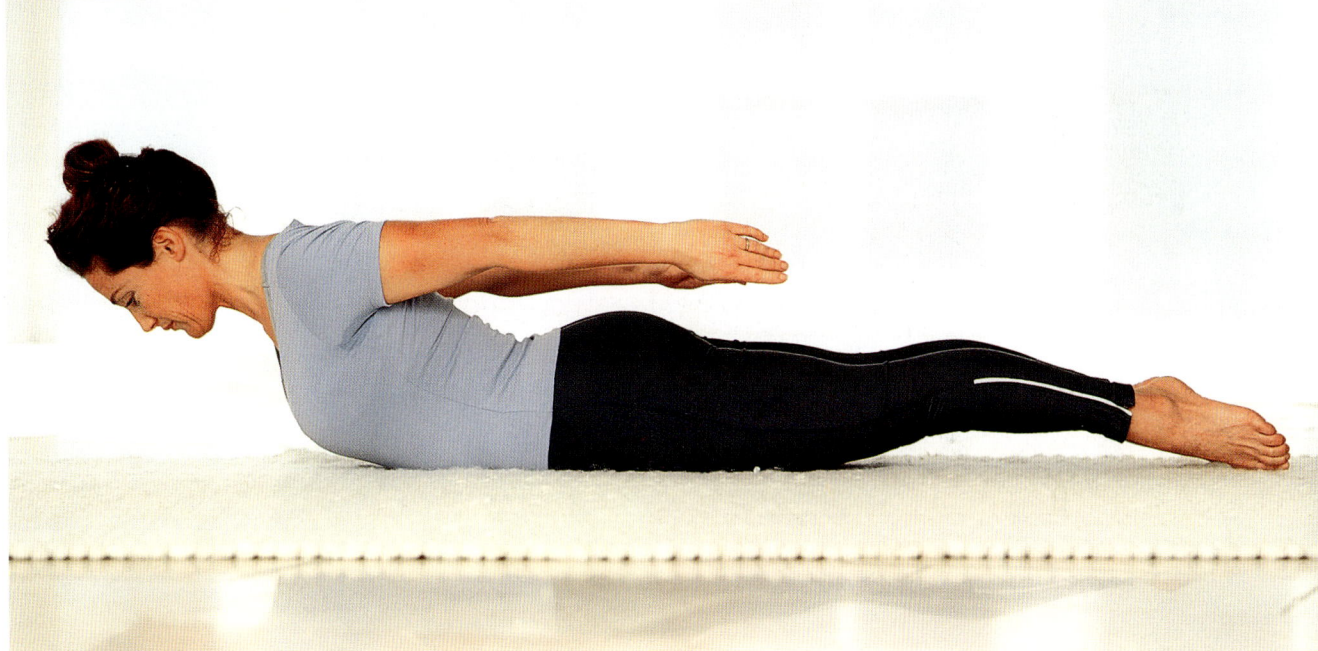

2 Mantenha a posição anterior. Levante ligeiramente o peito e os ombros, olhando para baixo. A pelve deve ficar em contato com o chão. Segure a posição por 2-4 segundos e abaixe. Respire.

tríceps banco

Este exercício trabalha os ombros e o tríceps – o maior músculo da parte superior do braço –, e está entre os mais eficientes que existem. Ele deve figurar sempre no seu programa de condicionamento físico se você quiser braços bem tonificados. Pode ser realizado em qualquer lugar.

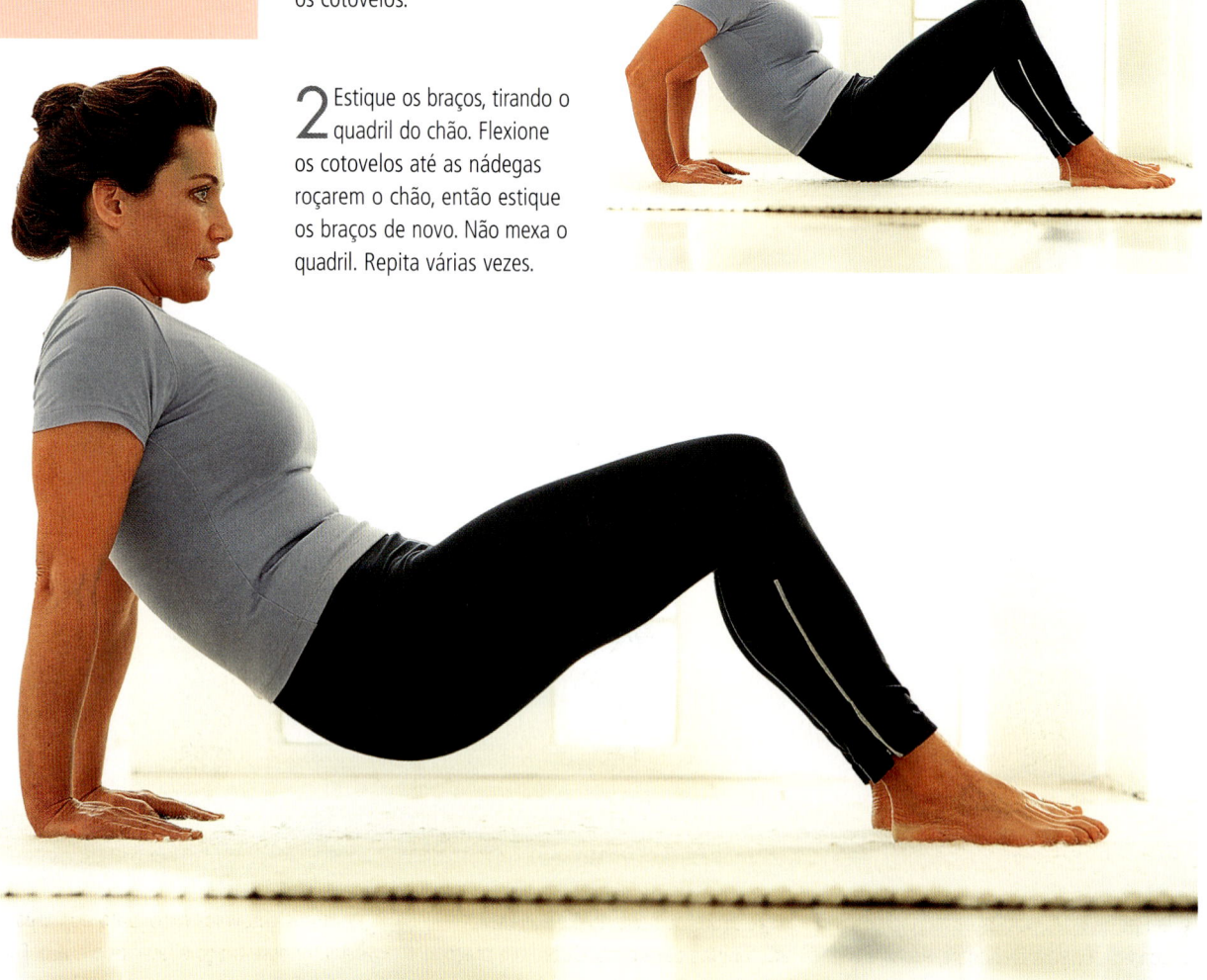

1 Sente-se no chão, com os joelhos flexionados e os pés paralelos. Ponha as mãos atrás do quadril, com os dedos voltados para o corpo. Flexione os cotovelos.

2 Estique os braços, tirando o quadril do chão. Flexione os cotovelos até as nádegas roçarem o chão, então estique os braços de novo. Não mexa o quadril. Repita várias vezes.

COMO ADAPTAR O EXERCÍCIO

- Faça o exercício com as mãos numa cadeira ou num step
- Ponha os pés num step ou numa cadeira
- Cruze as pernas. Isso funciona como um peso
- Trabalhe à metade da velocidade

rosca alternada

Use halteres neste exercício que isola e trabalha o bíceps. Concentre-se no exercício e no músculo que precisa acionar. Não movimente o quadril, não gire nem incline o tronco. Mantenha os cotovelos soltos e os joelhos ligeiramente flexionados. Levante os braços de forma controlada.

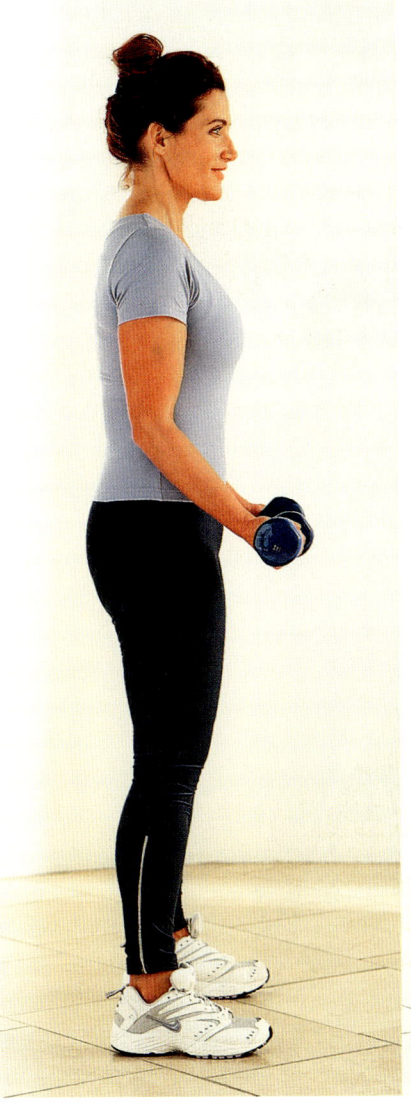

1 Em pé, abra as pernas na largura do quadril, contraia o abdome, encaixe a pelve e relaxe os ombros.

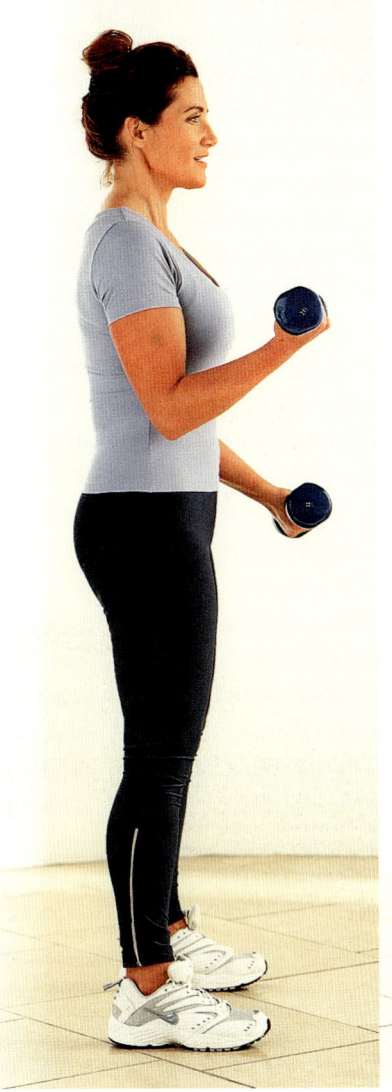

2 Segure os halteres com as mãos viradas para cima. Dobre um braço, levando o peso contra o ombro.

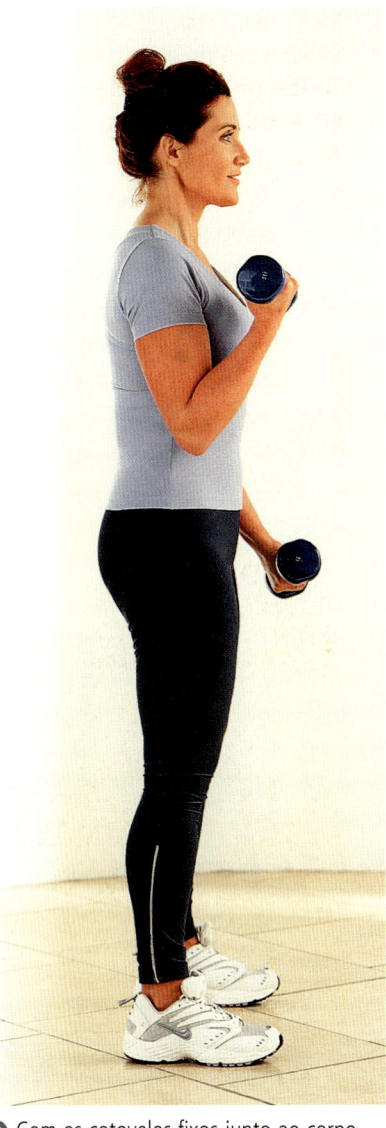

3 Com os cotovelos fixos junto ao corpo, abaixe esse braço e levante o outro. Faça 10 repetições e procure chegar a 30.

ELEVAÇÃO ALTERNATIVA

- Faça o mesmo movimento para a frente, erguendo os braços das coxas até os ombros, com as mãos viradas para baixo
- Ou faça-o para trás, do quadril até quase o nível dos ombros, com as mãos viradas para baixo

elevação lateral dos ombros

O músculo deltóide fica no alto de cada ombro (ver p. 68). Este exercício, que deve ser feito com halteres, resulta em ombros mais definidos após três ou quatro sessões. Levante os braços num movimento único a partir dos ombros e não dos cotovelos. Não ultrapasse a altura dos ombros e mantenha as mãos viradas para baixo. Verifique seus movimentos num espelho: nada mais deve se mover. Comece com 10 repetições e procure chegar a 20 (erga os braços em 2 segundos e abaixe-os em 2 segundos).

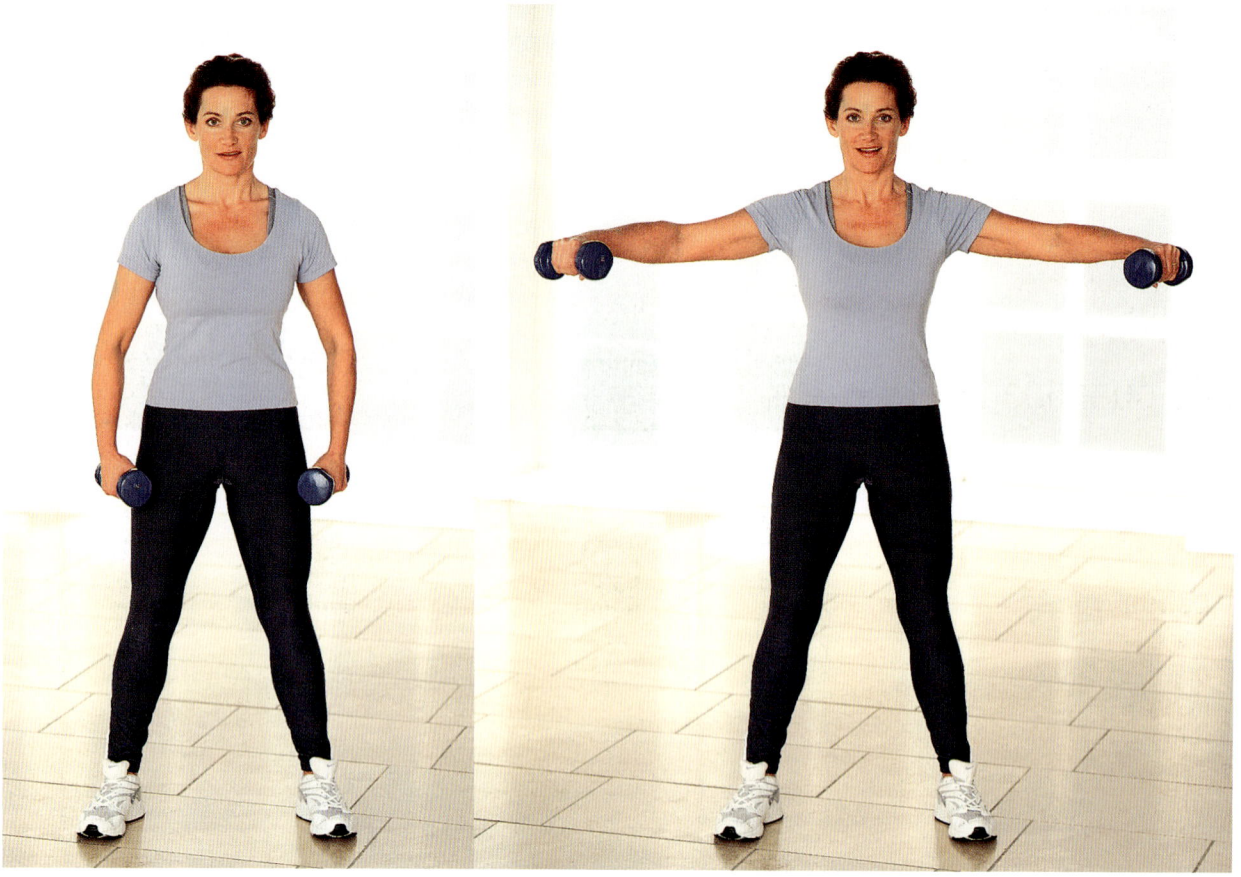

1 Afaste as pernas lateralmente, contraia o abdome e deixe a pelve em posição neutra. Abra o peito, relaxe os ombros e as costas.

2 Com os cotovelos ligeiramente flexionados, levante os braços para os lados num movimento único, com as mãos viradas para baixo. Abaixe os braços e repita.

desenvolvimento

Este exercício trabalha os ombros, o tríceps e a parte superior das costas. Cuide de manter as costas retas ao erguer os braços. Comece com 10 repetições e procure chegar a 30 (2 segundos na subida e 2 na descida). Para aumentar o esforço, reduza a velocidade.

busque sempre qualidade, e não quantidade

CUIDADO!
Preste atenção à técnica no manejo dos halteres. Lembre-se: não balance os halteres e não aproveite o impulso. Procure fazer movimentos controlados e lentos.

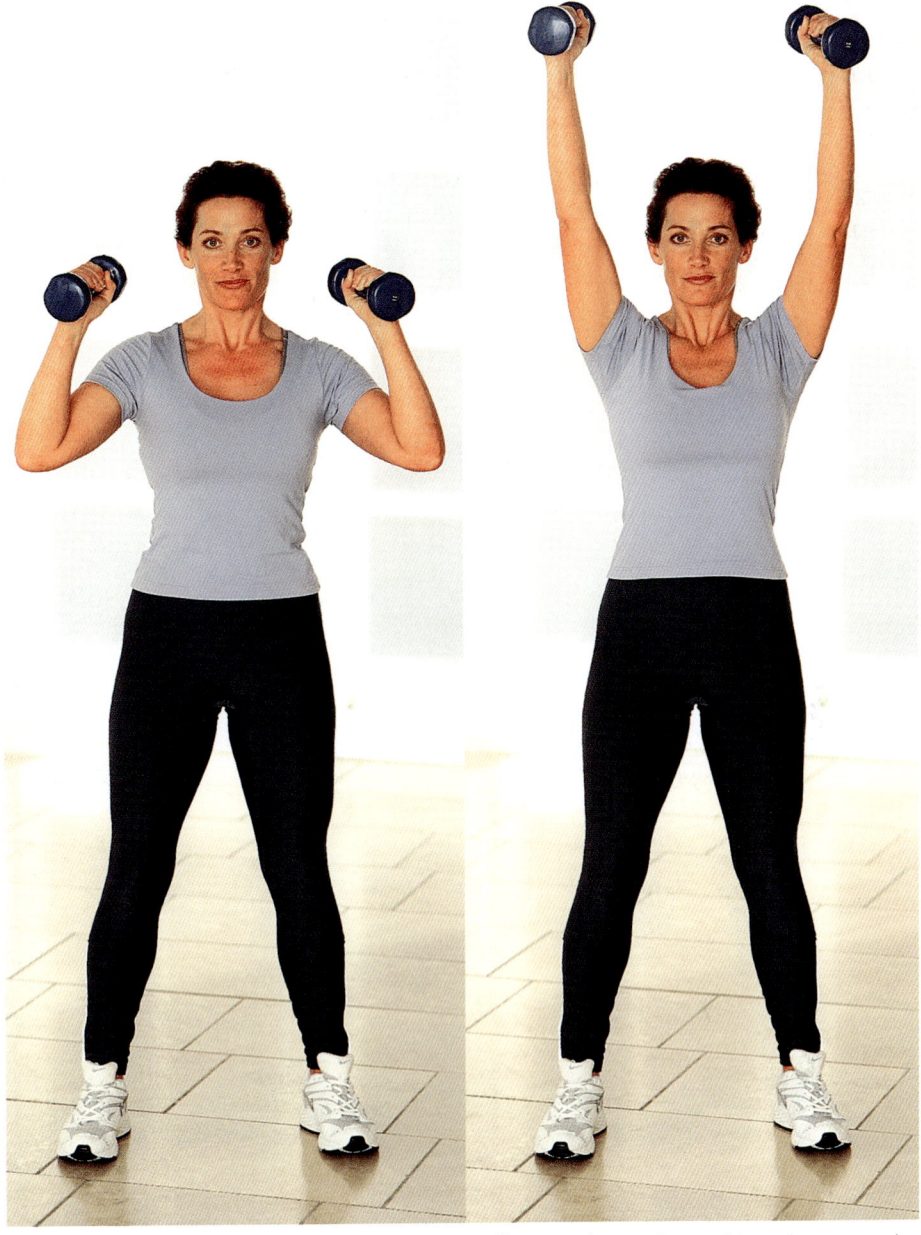

1 Pernas abertas, joelhos semiflexionados, pelve neutra e abdome contraído. Abra o peito. Segure os pesos pouco à frente dos ombros.

2 Erga os braços devagar. Mantenha os cotovelos flexíveis e movimente apenas os braços. Abaixe-os de forma controlada e repita o exercício.

ALONGAMENTO

- Músculos flexíveis facilitam a execução das atividades diárias
- Depois do treino, os músculos ficam encurtados. O alongamento restabelece seu tamanho natural
- Movimente as articulações em sua amplitude máxima

jamais force o alongamento

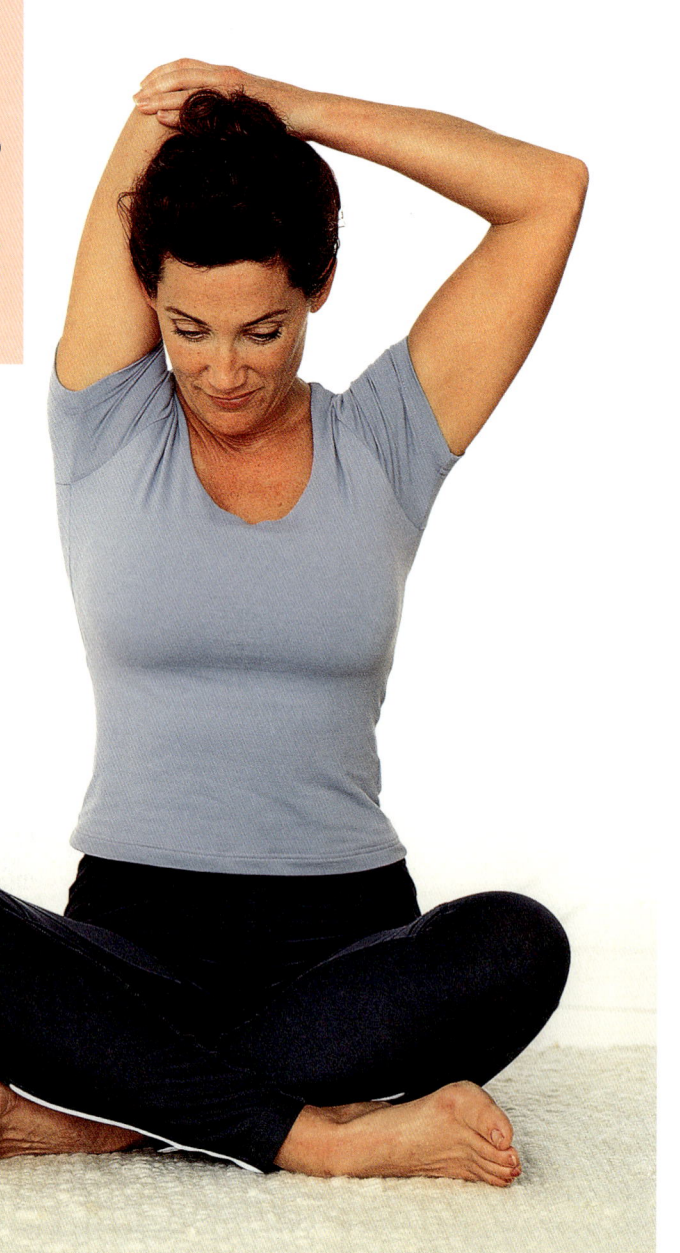

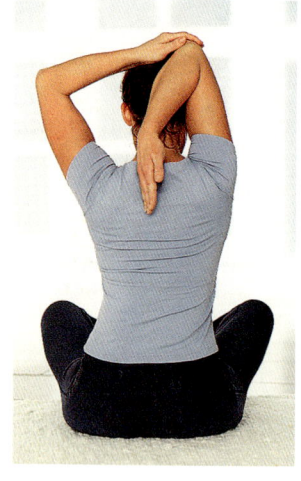

alongamento do tríceps

Sente-se no chão com as pernas cruzadas. Contraia o abdome, abra o tórax, isole a pelve e deixe a coluna reta. Dobre o braço direito para trás da nuca, na direção da escápula. Segure o cotovelo direito com a mão esquerda e empurre-o delicadamente para trás. Mantenha a posição por 10-30 segundos. Respire normalmente. Repita com o outro braço.

alongando a parte superior

Alivie a tesão dos ombros, do pescoço e da metade superior das costas e recarregue as energias com esta série de alongamentos. Depois de se alongar, encolha os ombros e sacuda as mãos e os cotovelos. Concentre-se na sensação de peso. Por fim, afunde o queixo no tórax para relaxar a nuca.

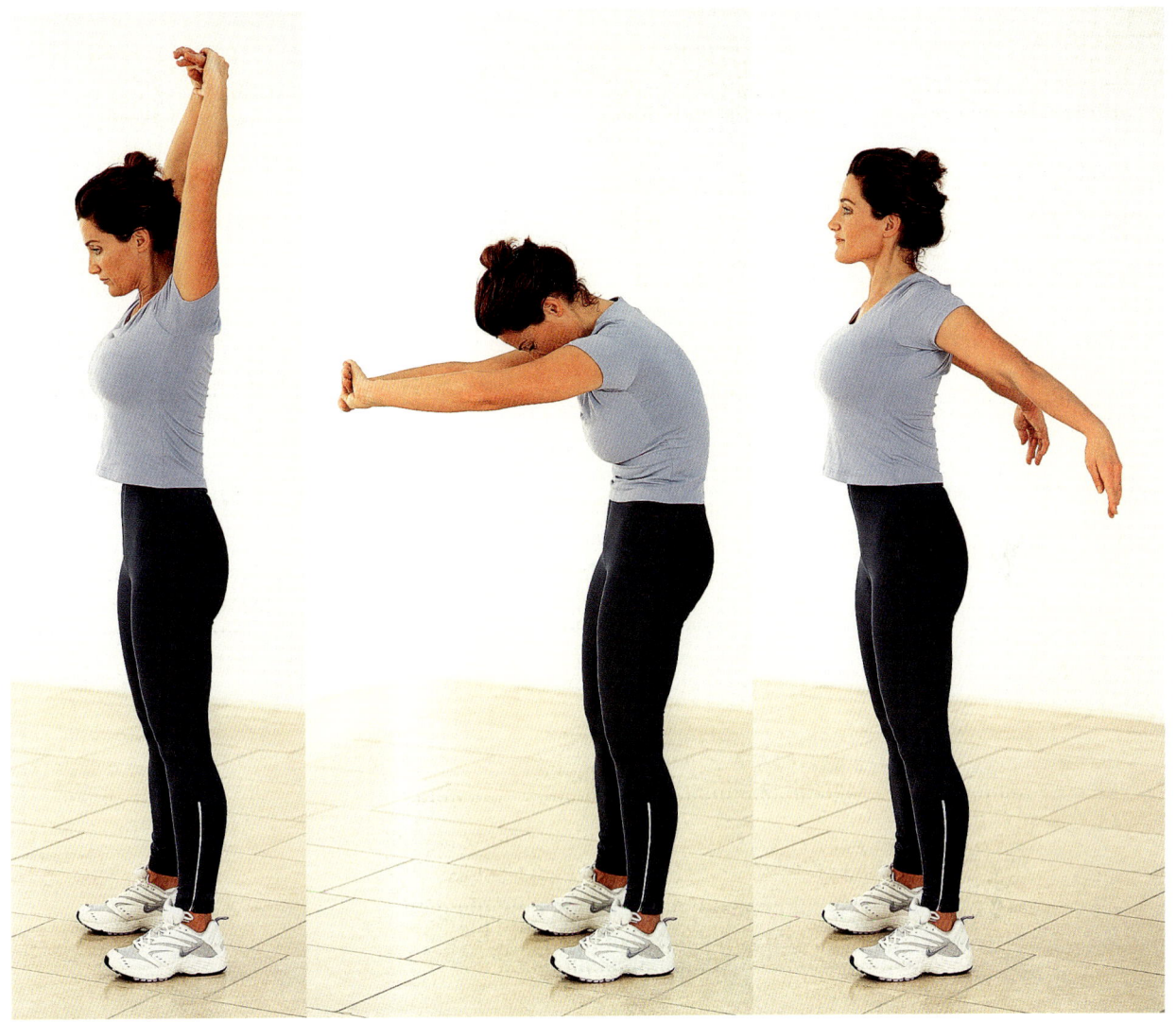

1 Em pé, endireite a coluna. Levante os braços e posicione-os atrás das orelhas. Segure por 10-15 segundos.

2 Estenda os braços à frente do corpo e empurre-os quanto puder, com as mãos viradas para fora. Encoste o queixo no tórax. Segure por 10-15 segundos.

3 Leve os braços para trás, para alongar e abrir o tórax. Segure por 10-15 segundos. Repita, fazendo movimentos lentos. Respire normalmente.

exercícios abdominais

Aumentar a força e a resistência dos músculos do tronco é essencial para conseguir uma boa postura e proteger as costas. Para que a musculatura do seu abdome seja bem definida, é preciso treinar os músculos e reduzir o teor de gordura do corpo. Para eliminar a barriga é necessário aumentar a resistência do músculo transverso.

MÚSCULOS DO ABDOME

- **Reto abdominal** Vai do osso púbico às costelas e é atravessado por três faixas fibrosas. Ele puxa o tronco para cima e dá apoio à região lombar da coluna
- **Transverso abdominal** É o músculo mais profundo do abdome. Ele atravessa o tronco horizontalmente, da parte inferior das costas até a barriga. Estabiliza a pelve e a região lombar e "achata" o abdome
- **Oblíquos interno e externo** Ficam em cima do transverso e vão da pelve até as costelas. Permitem que o corpo se flexione, gire e se incline para ambos os lados

sistema de apoio

A musculatura abdominal funciona como um sistema de apoio que estabiliza movimentos como inclinar, girar e levantar. Quando condicionados, esses músculos aliviam a tensão na região lombar e sustentam bem os órgãos internos. Se estiverem fracos, a pelve se moverá para trás e acabará causando a curvatura da coluna, o que a tirará toda do eixo, pois o tronco se inclinará para a frente. A prevenção do problema está em fortalecer o abdome, e isso se faz praticando os exercícios específicos para a pelve e as abdominais.

pelve neutra

Trata-se de um movimento pequeno, sutil, que mantém a curvatura natural da coluna, mas joga a pelve para a frente e garante o alinhamento da coluna (*ver p.* 18).

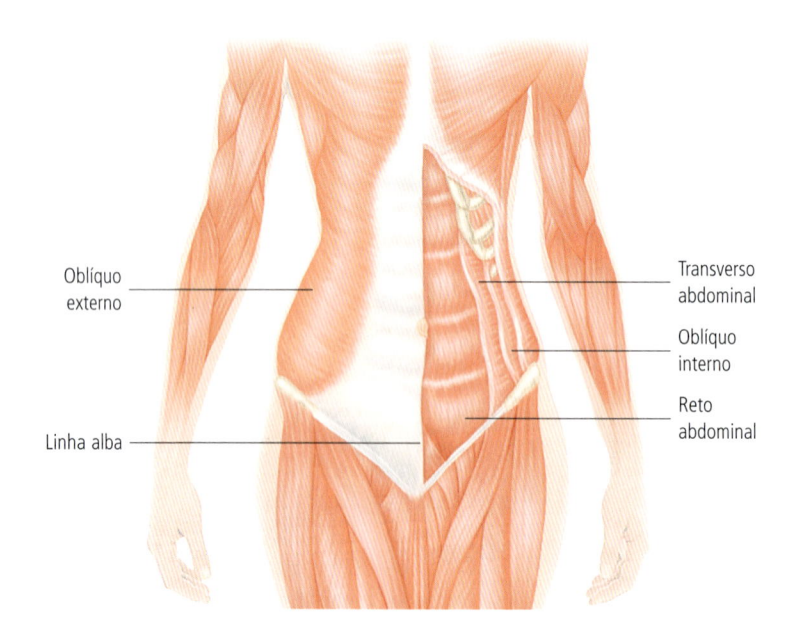

Oblíquo externo

Linha alba

Transverso abdominal

Oblíquo interno

Reto abdominal

EXERCÍCIOS ABDOMINAIS **81**

Prancha nível 1 (ver p. 88)

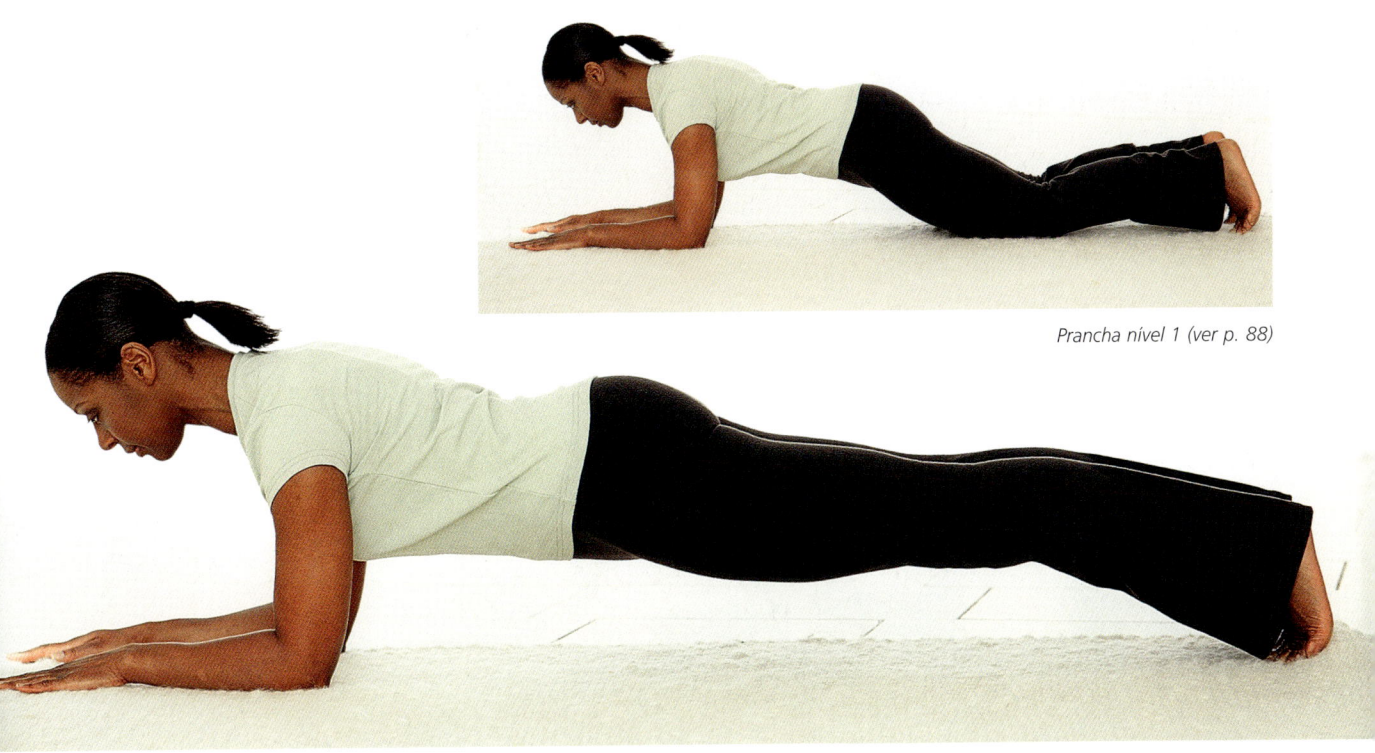

A prancha nível 2 (ver p. 88) fortalece os músculos do tronco de forma intensiva

contrações

É o músculo transverso que nos ajuda a contrair a barriga, empurrando-a contra a coluna. Você deve ser capaz de sustentar uma contração por 5 segundos enquanto respira normalmente. Aumente esse tempo aos poucos até conseguir manter o abdome reto o dia todo, como as bailarinas. (Ver *também pp*. 24-25.)

movimentos corretos

Pode ser que você esteja acostumada a fazer abdominais sem antes contrair os músculos. Se for esse o caso, não é de estranhar que continue com uma barriguinha apesar do bom condicionamento do músculo reto abdominal. Sessões de 100 abdominais sem a contração do transverso não resultarão em um abdome liso. Numa abdominal, o músculo reto se arqueia para cima naturalmente, para facilitar o movimento. Apenas o transverso pode conter esse arqueamento.

A realização correta das abdominais exige o dobro do esforço, mas os resultados aparecem.

Já os músculos que acentuam a cintura, os oblíquos, são fortalecidos por uma rotação (ver *p*. 83). Depois de muita prática, você vai conquistar coordenação para trabalhar todos os músculos do abdome ao mesmo tempo.

A LINHA ALBA

A linha alba é uma faixa de tecido conjuntivo que cruza o abdome da pelve até as costelas. Graças à presença do hormônio relaxina, durante a gravidez a linha alba se torna elástica e estica. Após o parto, é importante recuperar a força dos músculos reto e transverso abdominais antes de fazer exercícios que solicitem os músculos oblíquos, pois estes estão ligados à linha alba.

abdominal básica

Não tenha pressa e cuide de aprender este exercício corretamente, pois é provável que ele entre na sua vida para sempre. Para aumentar o esforço, diminua a velocidade pela metade. Evite descansar ao abaixar o tronco; ele deve apenas roçar o chão e levantar-se outra vez. Não dobre o pescoço ao erguer o tronco. Comece com 10 repetições (1 ou 2 segundos na subida e 1 ou 2 segundos na descida) e tente chegar a 25 repetições.

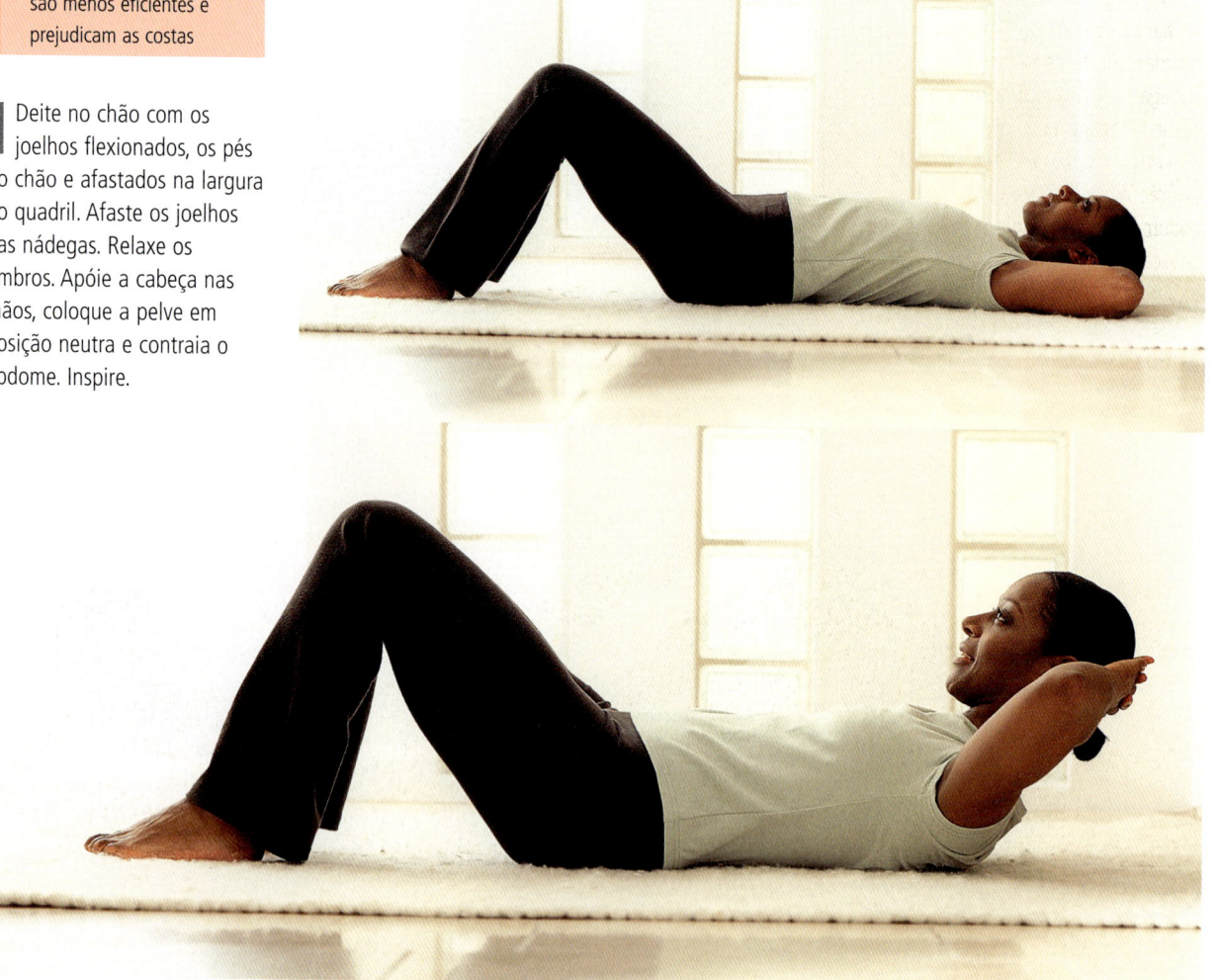

DICAS

- Expire na subida do tronco e inspire na descida
- Evite fazer abdominais com as pernas estendidas no chão e a elevação completa do tronco, pois são menos eficientes e prejudicam as costas

1 Deite no chão com os joelhos flexionados, os pés no chão e afastados na largura do quadril. Afaste os joelhos das nádegas. Relaxe os ombros. Apóie a cabeça nas mãos, coloque a pelve em posição neutra e contraia o abdome. Inspire.

2 Contraia o abdome, expire e tire do chão a cabeça, os ombros e as costelas. Levante o tronco quanto puder, desde que não tire do chão a região lombar. Mantenha o quadril imóvel e o abdome contraído. Abaixe o tronco e inspire.

abdominal para músculo oblíquo

Esta variação da abdominal básica aciona os músculos reto, transverso e oblíquos. Este é outro exercício que você fará pelo resto da vida, por isso cuide de aperfeiçoar sua execução. Para intensificar o esforço, procure alcançar o lado externo da coxa, reduza a velocidade pela metade ou fique parada no alto por 2 segundos. Comece com 10 repetições (1 ou 2 segundos para subir e 1 ou 2 segundos para descer) e procure chegar a 30.

1 Deite-se com os joelhos flexionados e a sola dos pés no chão. Afaste os joelhos das nádegas e relaxe os ombros. Apóie a cabeça na mão esquerda. Ponha a pelve em posição neutra e contraia o abdome. Inspire, levante a cabeça e os ombros quanto puder, expire, gire o tronco e toque o joelho esquerdo com a mão direita.

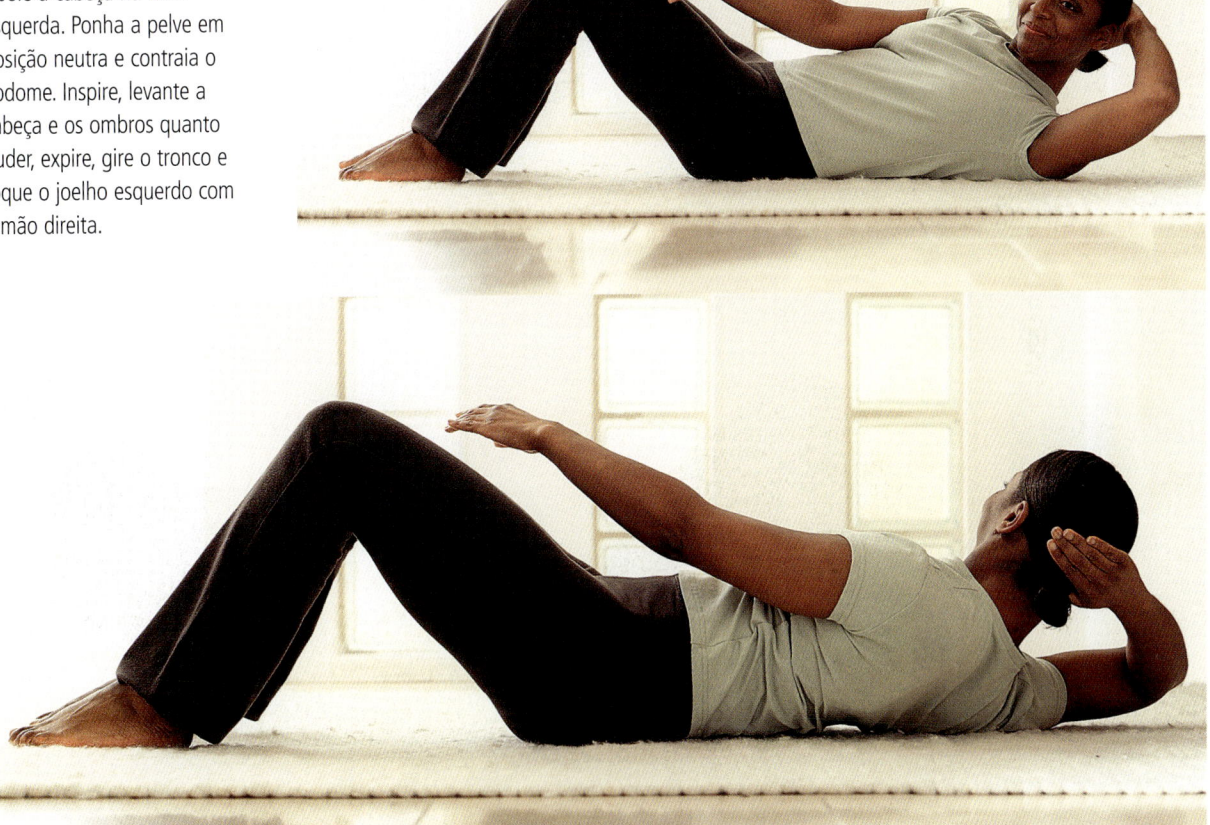

2 Leve a mão direita para trás da cabeça ao voltar à posição inicial. Mantenha o abdome contraído enquanto inspira. Repita do outro lado. A região lombar deve permanecer em contato com o chão o tempo todo.

TREINO NO CHÃO

- Faça estes exercícios sobre um colchonete
- Controle os movimentos com precisão, evitando oscilações
- Não prenda a respiração na hora de fazer força; isso dificulta o exercício e aumenta a pressão sanguínea
- Respire lentamente, inspirando na preparação para o esforço e expirando durante o esforço

infra nível 1

Este exercício é ótimo se executado de forma correta. Use a força dos músculos, e não um impulso, para levar a pelve na direção das costelas e levantar e abaixar o corpo. Comece com 10 repetições (1 ou 2 segundos para subir e 1 ou 2 segundos para descer) e procure chegar a 20.

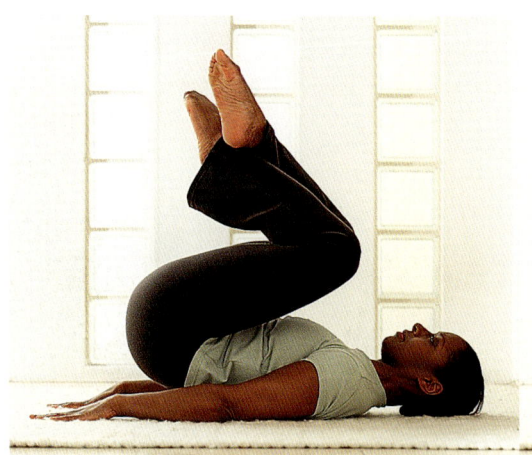

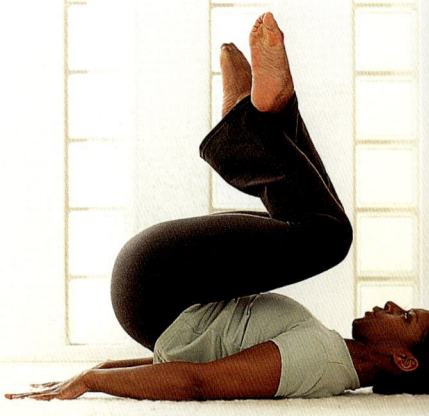

1 Deite no chão com as pernas cruzadas sobre o tórax, os braços estendidos ao longo do corpo e as mãos viradas para baixo. Relaxe as pernas. Se quiser, empurre as mãos contra o chão.

2 Contraia o abdome. Enrole a coluna para cima e leve a pelve na direção das costelas. Expire e tire o quadril do chão. Mantenha ombros, braços e rosto relaxados.

infra nível 2

Esta é uma versão mais difícil do exercício anterior. Ponha as mãos embaixo da cabeça. Faça um movimento curto e concentre-se na ação de subir, não na de ir para a frente e para trás. Não deixe os pés balançarem. Comece com 10 repetições (1 ou 2 segundos para subir e 1 ou 2 segundos para descer) e tente chegar a 20.

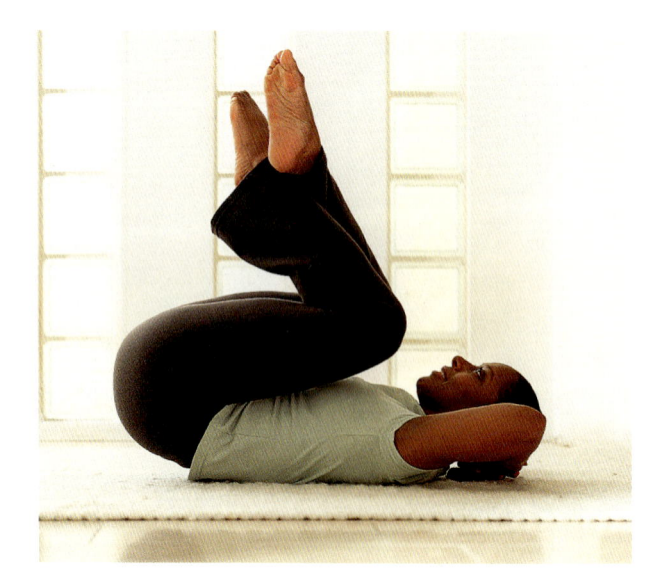

1 Deite no chão com as pernas cruzadas sobre o tórax. As pernas devem ficar bem relaxadas. Apóie a cabeça nas mãos.

2 Contraia o abdome, dobre a coluna para cima e leve a pelve na direção das costelas. Inspire e, com cuidado, abaixe o quadril.

EXERCÍCIOS ABDOMINAIS 85

infra nível 3

Neste exercício, as duas pontas do músculo reto abdominal são levantadas (as da coluna também), formando um "c". Para realizá-lo, é preciso força e resistência. Não erga o corpo com um impulso. Comece com 10 repetições (1 ou 2 segundos para subir e 1 ou 2 para descer) e tente chegar a 20.

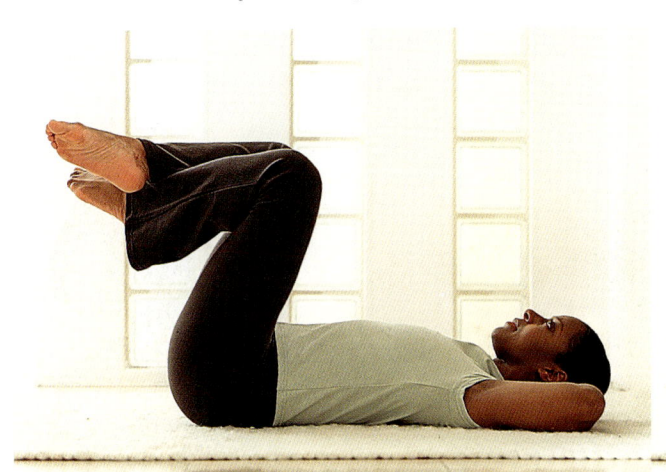

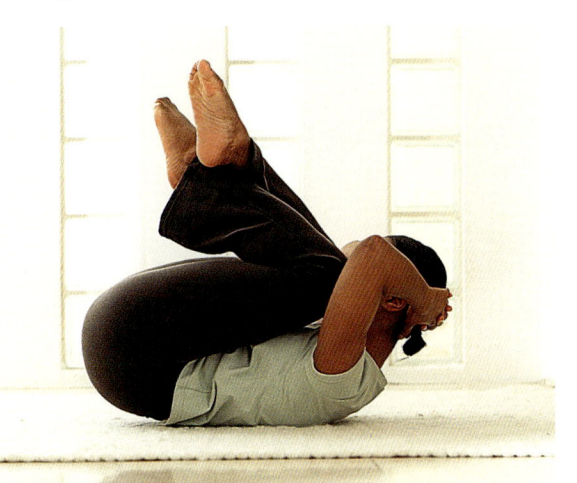

1 Deite de costas, com as pernas cruzadas e ligeiramente inclinadas sobre o tórax. Apóie a cabeça nas mãos. Contraia o abdome e inspire.

2 Expire e use o abdome para tirar a cabeça e os ombros do chão, curvando a pelve ligeiramente na direção do tronco. Abaixe-se devagar, inspirando.

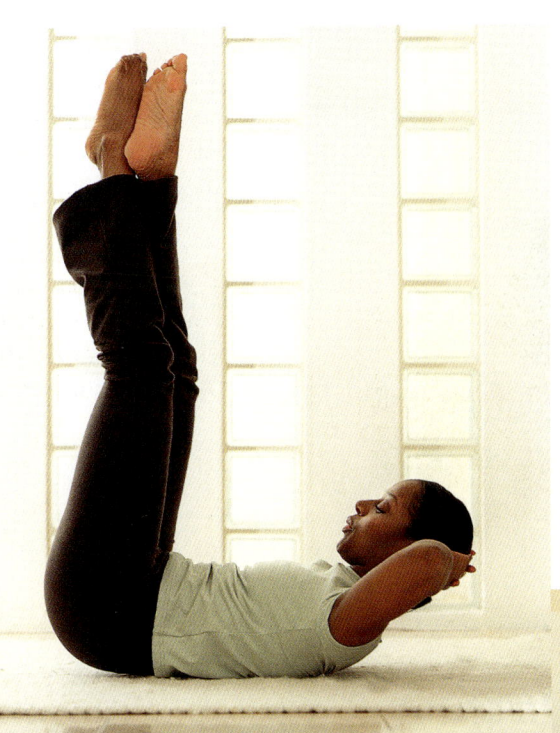

infra nível 4

Este exercício exige muito da musculatura abdominal. Como as pernas ficam sem apoio, você tem de ter um abdome forte o bastante para manter o corpo na posição durante o movimento. As pernas devem ser estendidas de modo a não pressionar as costas. Comece com 5 repetições (1 ou 2 segundos para subir e 1 ou 2 para descer) e tente chegar a 20.

1 Levante as duas pernas, deixando os joelhos flexionados e os tornozelos cruzados. Apóie a cabeça nas mãos. As pernas ficarão nessa posição o tempo todo.

2 Contraia o abdome. Expire e levante do chão a cabeça, os ombros, as costelas e a pelve. Sustente por 2 segundos e a seguir volte à posição inicial.

abdominal matadora

Esta é difícil. Cada estágio do movimento precisa ser definido e dominado. Contraia bem o abdome e coloque a pelve na posição neutra enquanto aprende cada posição. Relaxe o rosto, as mãos e os ombros e respire normalmente. A seqüência leva 40-60 segundos. Repita 1-5 vezes.

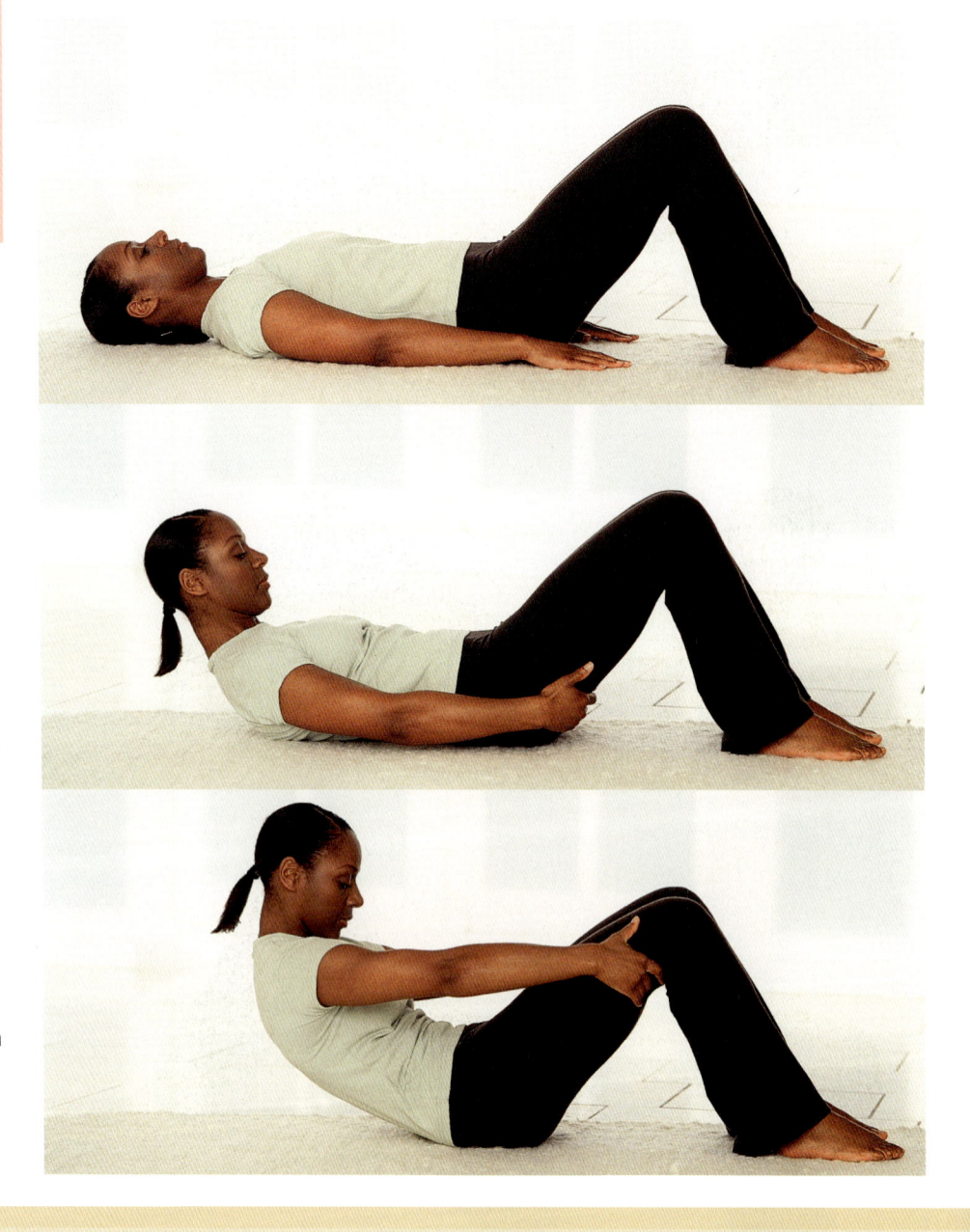

EXERCÍCIO INTENSO

Não há nada como o trabalho abdominal. Estes exercícios mais intensos são compostos de movimentos precisos, que acionam as fibras musculares mais profundas. É preciso força, resistência, elasticidade e técnica para realizá-los. A prática traz a perfeição.

1 Deite de costas, com os braços ao lado do corpo, os pés no chão, os joelhos flexionados e a pelve neutra.

2 Levante o tórax e os ombros e segure a parte de trás das coxas. Pare por alguns segundos, contraindo o abdome. Respire.

3 Leve as mãos para trás dos joelhos, tirando do chão todo o tronco. Pare, sinta o alongamento nas costas e abaixe apenas o suficiente para colocar a região lombar em contato com o chão.

EXERCÍCIOS ABDOMINAIS 87

descubra a flexibilidade de sua coluna e a força da musculatura abdominal

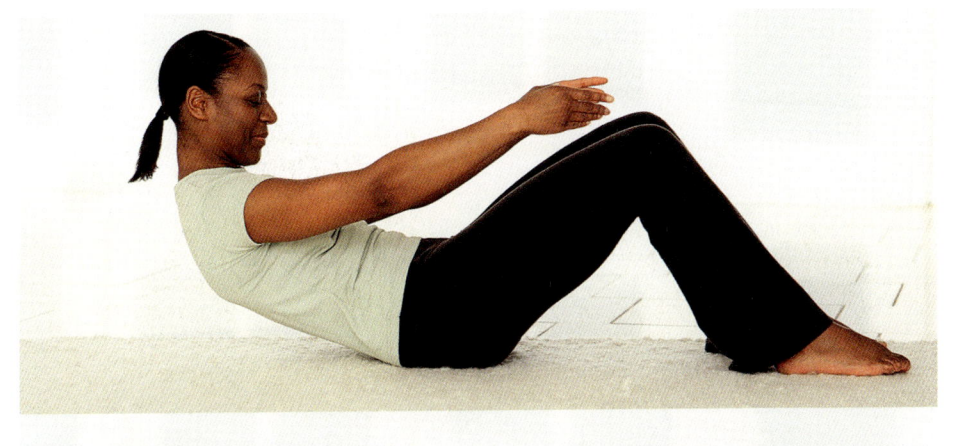

4 Mantenha a posição, mas tire as mãos das pernas. Estenda os braços à frente 8-16 vezes. Ficará cada vez mais difícil manter o abdome contraído, por isso verifique sempre se você já não relaxou.

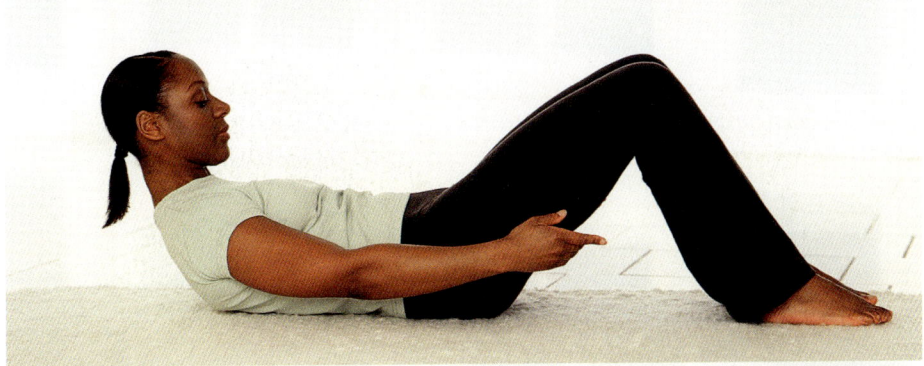

5 Contraia o abdome uma última vez. Devagar, desenrole o tronco até o chão. Controle o movimento.

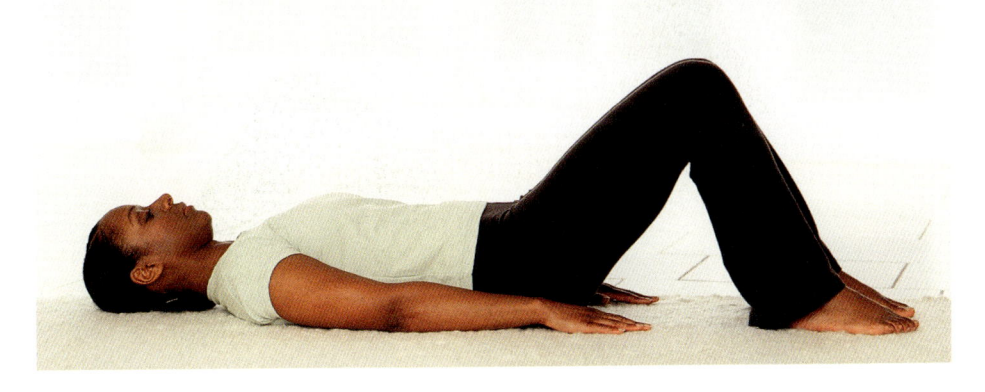

6 Volte à posição inicial: deite de costas, com os braços ao lado do corpo.

a prancha dá mais força e resistência aos músculos do tronco

EXERCÍCIOS EFICIENTES

Exercitar-se de forma correta exige paciência e disciplina. Prepare-se para cada ação de dentro para fora – contraindo o abdome e corrigindo a postura – e procure imprimir em seus movimentos graça, equilíbrio e força.

prancha nível 1

Este exercício da ioga destina-se aos músculos reto abdominal, transverso, oblíquos e eretor da espinha – todos estabilizantes posturais. Trata-se de um exercício difícil, que exige paciência e técnica. Há dois níveis de intensidade: no nível 1, sustente o tronco por 10-30 segundos, relaxe e repita.

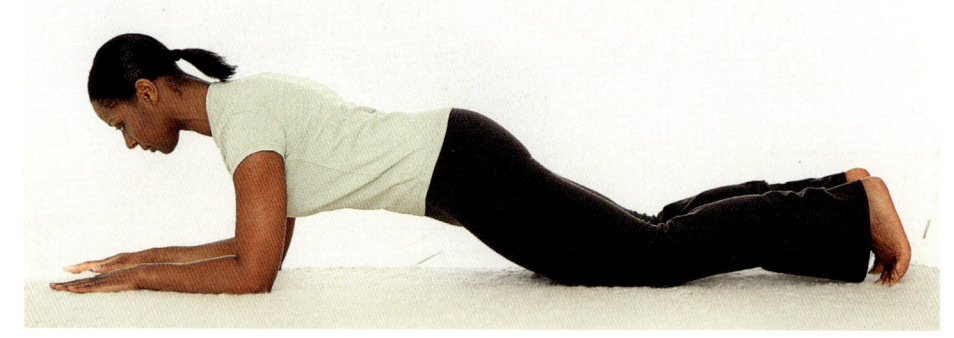

1 Deite em decúbito ventral, apóie-se nos antebraços e olhe para baixo. Contraia o abdome e relaxe as nádegas.

2 Tire a barriga e o quadril do chão e pare. Endireite o pescoço e a coluna, formando uma linha reta dos ombros aos joelhos. Não faça nenhum movimento, exceto o de respirar.

prancha nível 2

Este exercício aumenta a força e a resistência, pois a posição deve ser sustentada por mais tempo (10-60 segundos) e sem os joelhos no chão. Relaxe e depois repita. Respire normalmente.

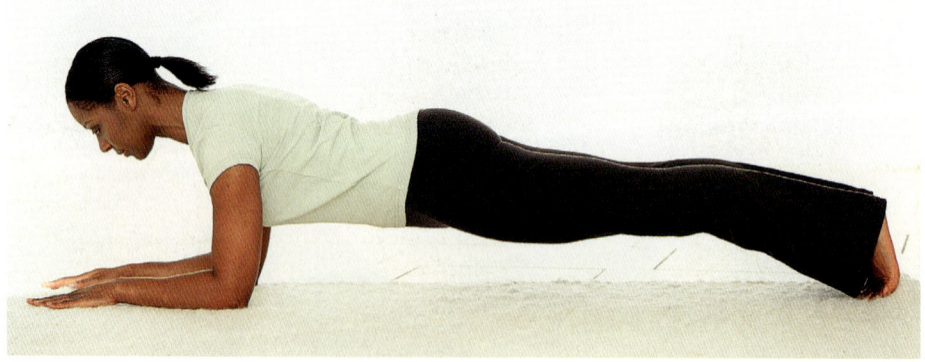

1 Deite em decúbito ventral, sobre os antebraços, e olhe para baixo. Contraia o abdome e deixe a coluna neutra.

2 Tire do chão a barriga, o quadril e os joelhos e equilibre-se na ponta dos pés. Sustente a posição e respire. Estique o pescoço e a coluna e forme uma linha reta entre os calcanhares, o quadril e os ombros. O peso deve estar distribuído entre os braços e os pés.

EXERCÍCIOS ABDOMINAIS **89**

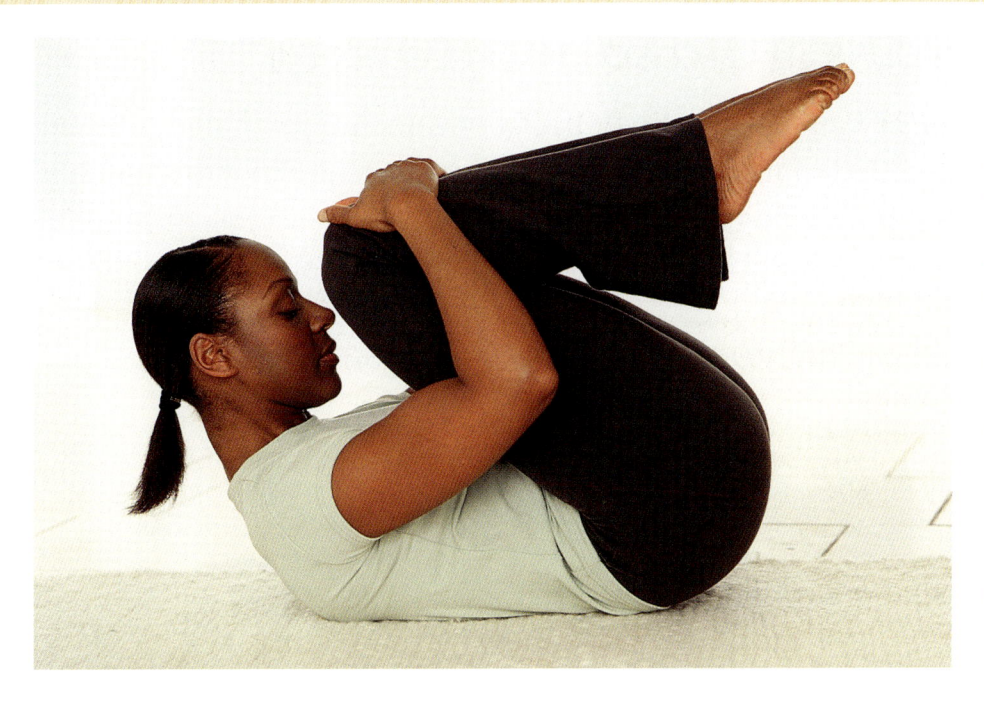

alongamento total das costas

Depois de uma série de abdominais, alongue as costas para realinhar a musculatura. Deite em decúbito dorsal e puxe os joelhos contra o peito. Expire e leve cabeça e ombros na direção dos joelhos. Você sentirá as costas se alongando. Sustente a posição por 10-20 segundos e relaxe. Repita quando quiser aliviar tensão ou dores nas costas.

alongamento total do pescoço

É preciso relaxar e alongar o pescoço depois de trabalhar a musculatura abdominal. Antes de começar (sentada ou em pé), verifique se sua coluna está reta, o peito aberto e os ombros relaxados e nivelados entre si. Repita o exercício sempre que precisar alongar ou relaxar as costas.

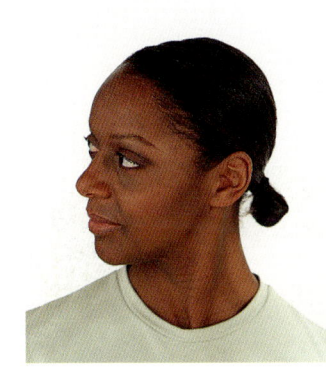

alongue-se por segundos e elimine horas de tensão

1 Estique o pescoço como se sua cabeça estivesse suspensa por um fio. Gire-a para a direita lentamente.

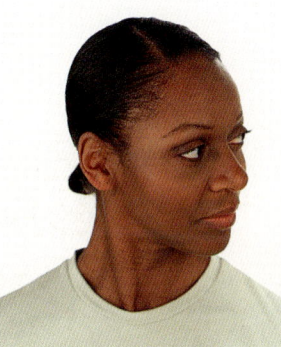

2 Respirando fundo, gire a cabeça devagar para a esquerda, tanto quanto puder. Faça uma pausa.

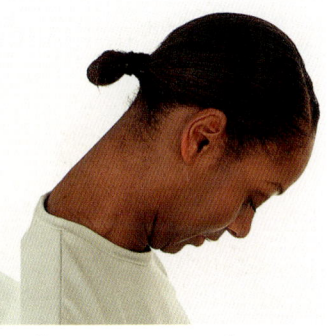

3 Abaixe a cabeça e fique na posição por 10-20 segundos. Lentamente, gire a cabeça para a direita e depois para a esquerda.

alongamento e relaxamento

Este livro explora duas técnicas de alongamento. O alongamento geral, que mantém ou realinha o comprimento dos músculos, e o alinhamento específico, que aumenta o tamanho da musculatura. Saber a função e a localização dos músculos ajuda a focar a atenção nas áreas menos flexíveis, tornando o exercício mais eficiente.

FOCO NO ALONGAMENTO
- Alongue-se todos os dias – em frente à TV, por exemplo
- Alongamentos breves mantêm o tamanho do músculo; alongamentos longos aumentam-no
- Gaste mais tempo nas áreas menos flexíveis

alongamento geral

Por que alongar-se? Para começar, o alongamento faz parte do aquecimento. Ao se aquecer, os atletas preparam o corpo para o esforço máximo. Esses exercícios preparatórios garantem que as articulações, os membros e os músculos sejam movimentados em toda a sua amplitude, reduzindo o risco de lesões nas competições. A mesma regra se aplica ao nosso programa de boa forma.

Todos os exercícios de alongamento mostrados até aqui são preparatórios ou de manutenção. Em geral, eles devem ser executados por 10 ou 15 segundos.

alongamento específico

No alongamento específico, os músculos são trabalhados por mais tempo, para que aumentem de comprimento e melhorem a amplitude de movimentos e a postura do indivíduo. Esse tipo de alongamento é realizado no solo, para facilitar o relaxamento muscular. Os músculos se alongam com mais facilidade depois de aquecidos. No alongamento específico, cada posição deve ser sustentada por um tempo entre 15 e 60 segundos.

melhora da flexibilidade

Ser flexível é um estado que costumamos valorizar apenas quando perdemos algum movimento, devido a

Alongamento dos glúteos (deitada)

uma doença ou a uma lesão. Só nessas situações percebemos como é importante ser capaz de esticar-se, dobrar-se e inclinar-se para dar conta das nossas atividades diárias. Até mesmo o ato de ficar em pé de forma correta exige força, flexibilidade e equilíbrio dos músculos. Essas experiências infelizes são uma mostra do que acontece ao corpo na velhice. Os músculos se adaptam; eles encurtam devido ao processo de envelhecimento e aos maus hábitos. Infelizmente, muitas vezes só percebemos nossos erros de postura quando surge um problema maior.

O alongamento específico pode corrigir o alinhamento de todos os músculos posturais e é especialmente recomendado para quem passa grande parte do dia sentado, dirigindo ou digitando, ou para quem perdeu a flexibilidade devido a uma lesão ou a uma doença. Além de aumentar a extensão dos músculos, o alongamento específico ajuda a equilibrar a força dos músculos complementares, como quadríceps e posterior da coxa.

relaxamento

O alongamento geral e o específico aliviam a tensão muscular. Estresse físico e lesões podem causar espasmos musculares, ao passo que o estresse emocional provoca tensão muscular, em especial no pescoço e nos ombros. Ponha uma música suave ou fique em silêncio. Concentre-se na sensação de relaxar os músculos. Inspire. Ao expirar, imagine a tensão saindo de seu corpo e se dissipando no ar.

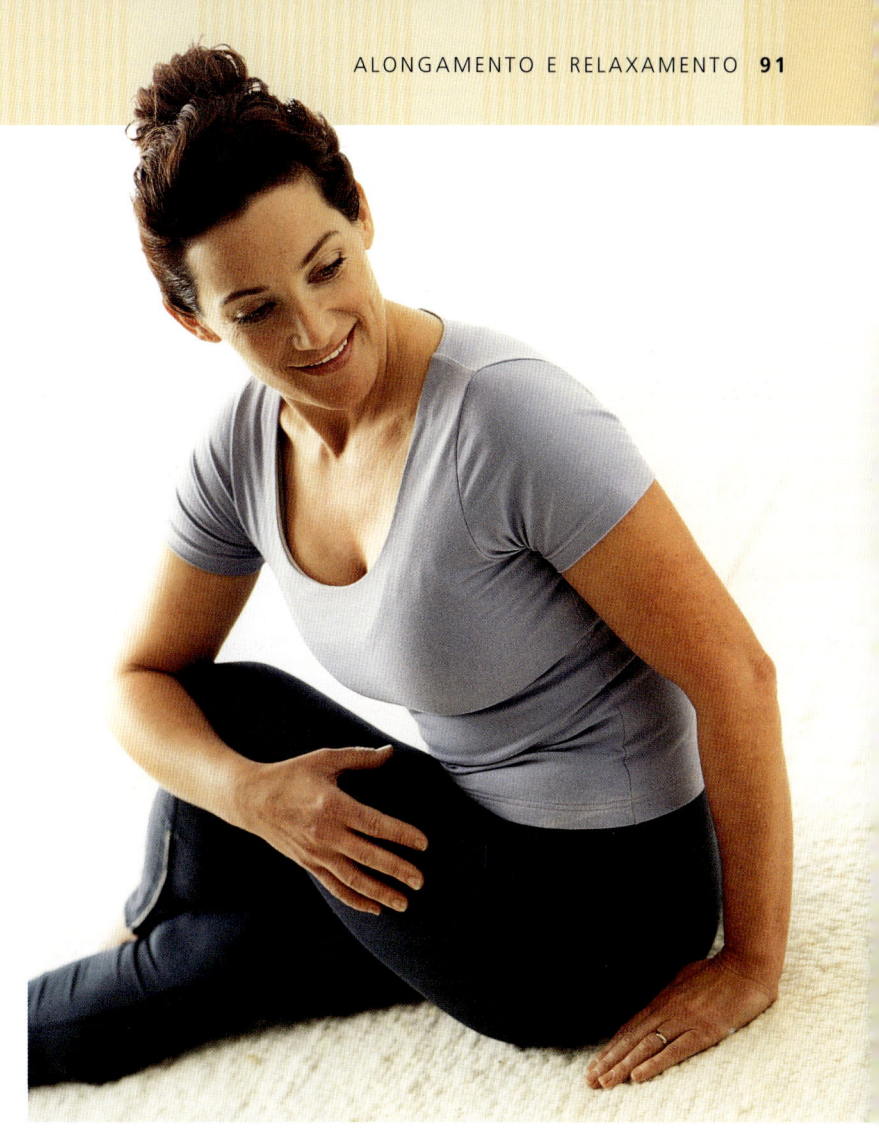

Alongamento dos glúteos (sentada)

TEMPO DO ALONGAMENTO

Os efeitos da relaxina, um hormônio da gravidez que amolece os ligamentos para a hora do parto, pode permanecer no corpo por até cinco meses após o nascimento do bebê, prejudicando a estabilidade das articulações. Por essa razão, apenas o alongamento geral deve ser praticado no período pós-natal, e cada posição deve ser sustentada por apenas 5-10 segundos. Atividades de alto impacto também devem ser evitadas nessa fase, em especial esportes como squash, tênis e esqui – ou qualquer outro que exija movimentos rápidos e de explosão.

O alongamento específico (sustentado por 15-60 segundos) deve ser iniciado somente 4-5 meses após o parto.

alongamento dos posteriores da coxa (deitada)

Com músculos posteriores da coxa flexíveis, você pode realizar um número maior de movimentos sem provocar lesões nas costas. Este exercício alonga suavemente todos os músculos situados atrás da coxa. Alongue devagar. Expire e concentre-se no relaxamento da musculatura. Segure e alongue um pouco mais. Tente eliminar toda a tensão dos músculos.

DICAS DE ALONGAMENTO

- Sustente as posições por 15-60 segundos
- Não alongue músculos frios nem sob ar frio
- Não faça movimentos bruscos. Trabalhe com vagar e concentração
- Respire fundo e sinta os músculos amolecerem na expiração. O desconforto some quando você relaxa

1 Com o pé esquerdo plantado no chão, levante a perna direita. Segure a parte de trás da coxa e deslize as mãos até a panturrilha, segurando-a com força. Puxe a perna e inspire.

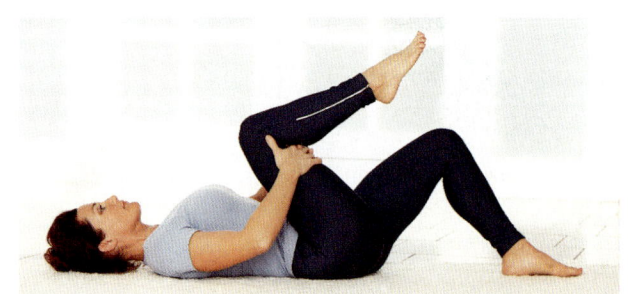

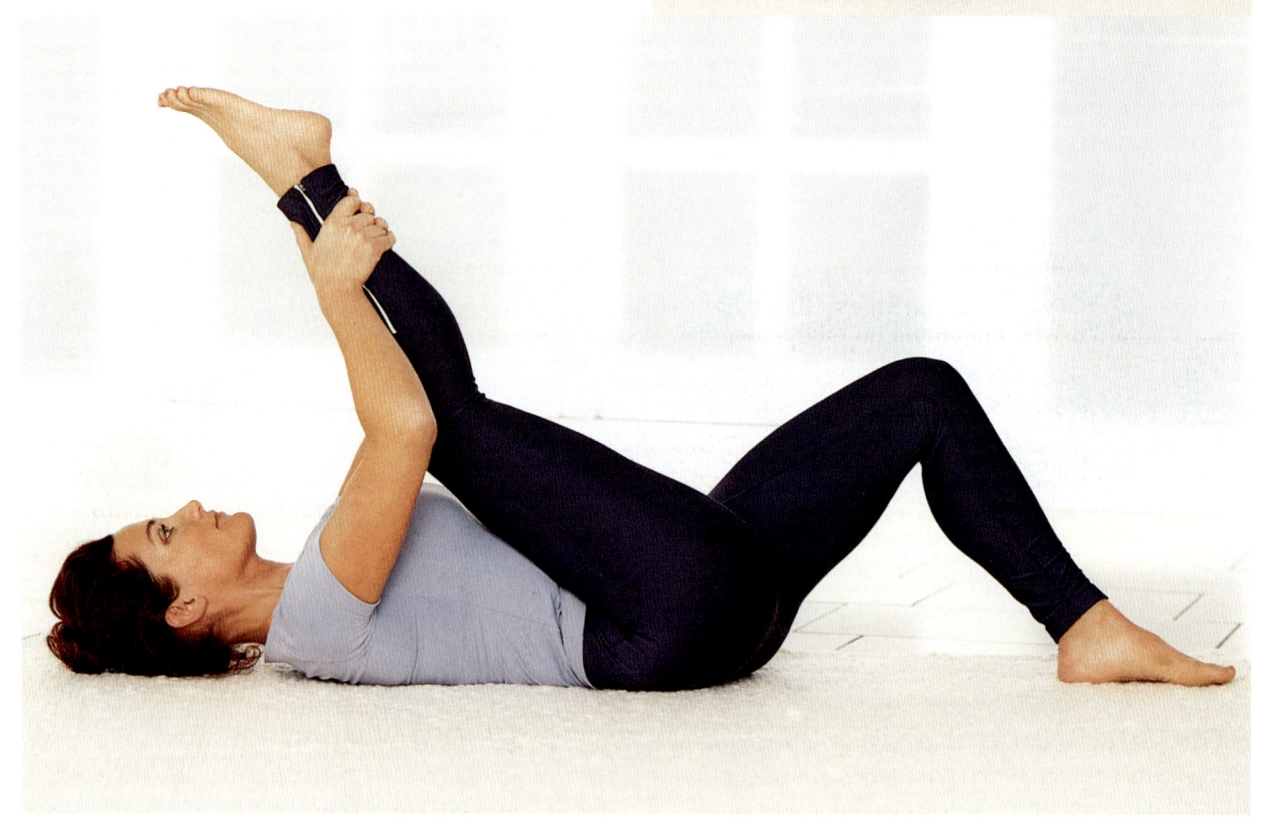

2 Expire, puxando a perna na sua direção. Pare e a seguir alongue um pouco mais, entre 15 e 60 segundos. Repita com a outra perna.

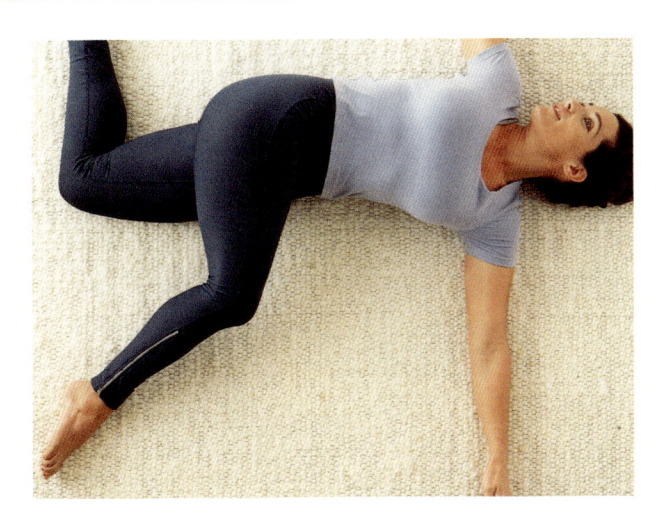

realize movimentos de forma suave e controlada

rotação de quadril, coluna e ombro

Deite de costas, flexione a perna direita na direção do tórax, cruze-a por cima do corpo e pouse-a no chão (se quiser, use uma almofada como apoio). Abra os braços e gire a cabeça para o lado direito. Respire fundo e relaxe o ombro direito. Sustente a posição por 60 segundos e repita do outro lado. Você vai sentir o alongamento no meio e na parte de baixo das costas; e, depois que os músculos relaxarem, na parte de cima.

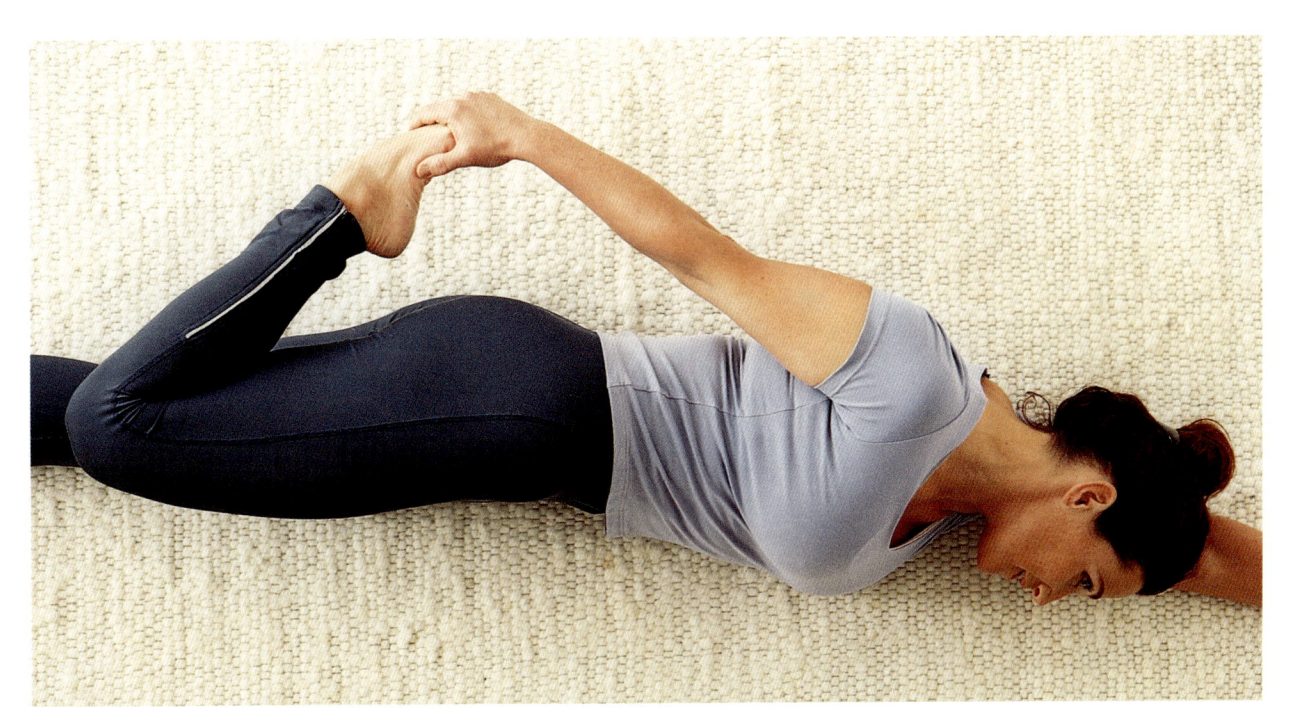

alongamento do quadríceps e do flexor do quadril

Este é outro alongamento para fazer com vagar. Deite sobre o lado esquerdo do corpo, com a cabeça encostada no braço estendido. Dobre a perna direita para trás e segure o pé com a mão. Mantenha o corpo em uma linha reta e empurre o calcanhar na direção das nádegas. Expire e empurre o quadril para a frente. Sustente a posição por 60 segundos e repita do outro lado.

DEPOIS DA SEXTA SEMANA

COMO SUSTENTAR AS POSIÇÕES

O alongamento deve ser eficiente, mas não doloroso. Você deve senti-lo na região mais volumosa do músculo, nunca na articulação. Se o músculo tremer ou doer, pare – você foi longe demais. O melhor momento para alongar é a expiração, ápice do relaxamento muscular. Cada um destes exercícios deve durar 15-60 segundos.

alongamento do gato

É um alongamento simples e prazeroso das costas e pode ser feito até mesmo sem nenhum aquecimento.

1 Apóie-se nas mãos e nos joelhos, contraia o abdome e deixe a pelve neutra. Alongue o pescoço e a coluna.

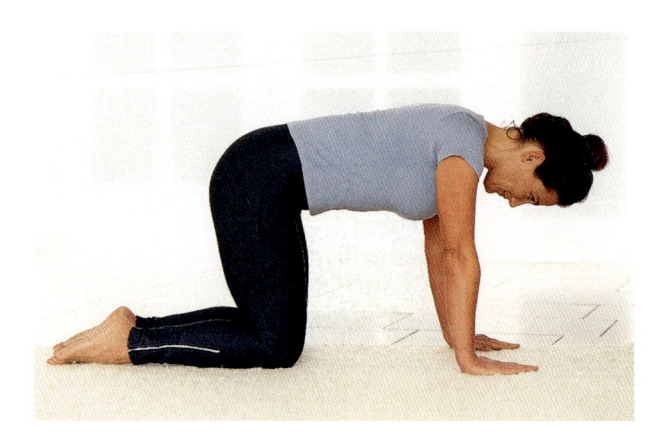

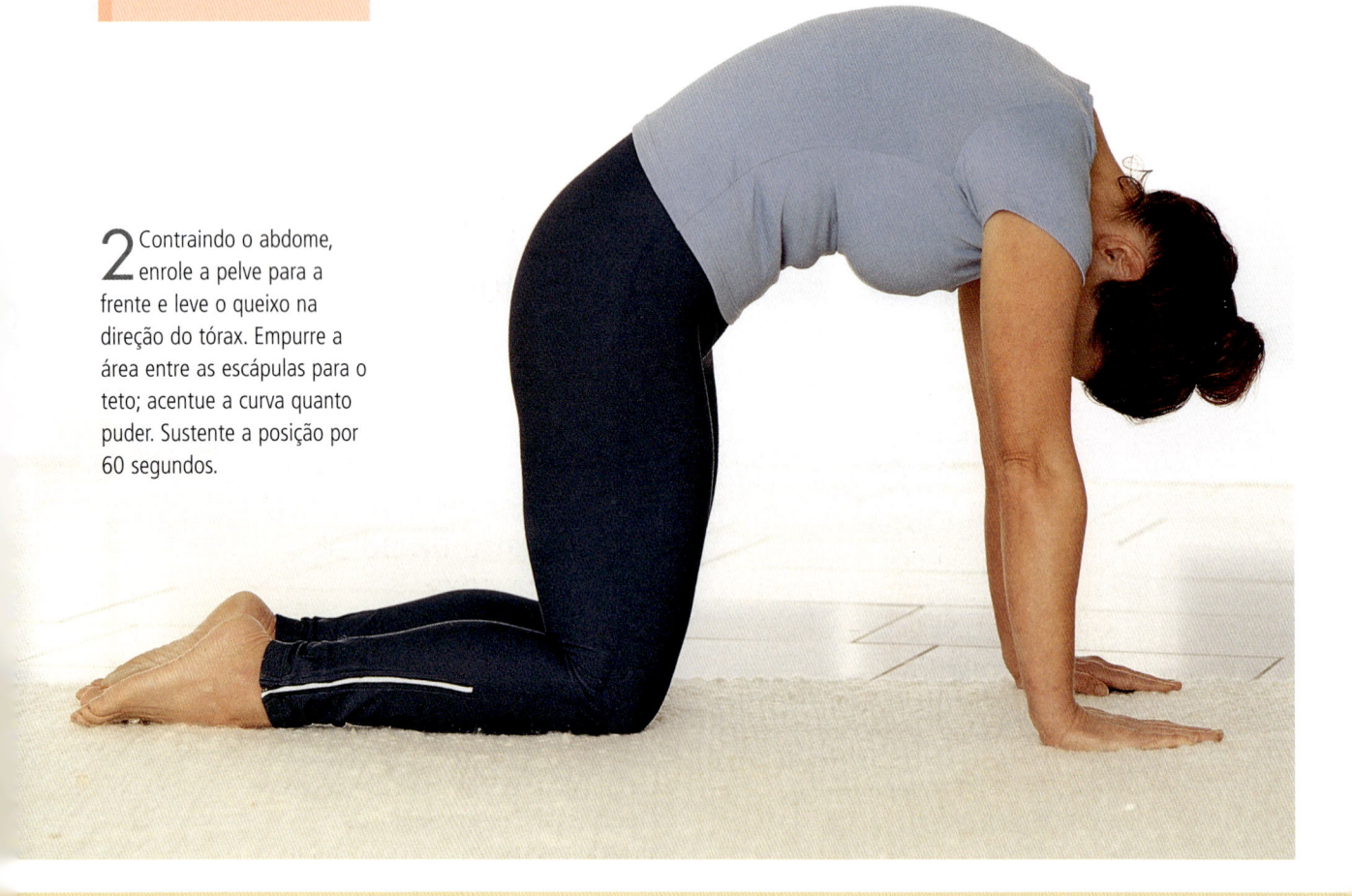

2 Contraindo o abdome, enrole a pelve para a frente e leve o queixo na direção do tórax. Empurre a área entre as escápulas para o teto; acentue a curva quanto puder. Sustente a posição por 60 segundos.

alongamento de costas e ombros

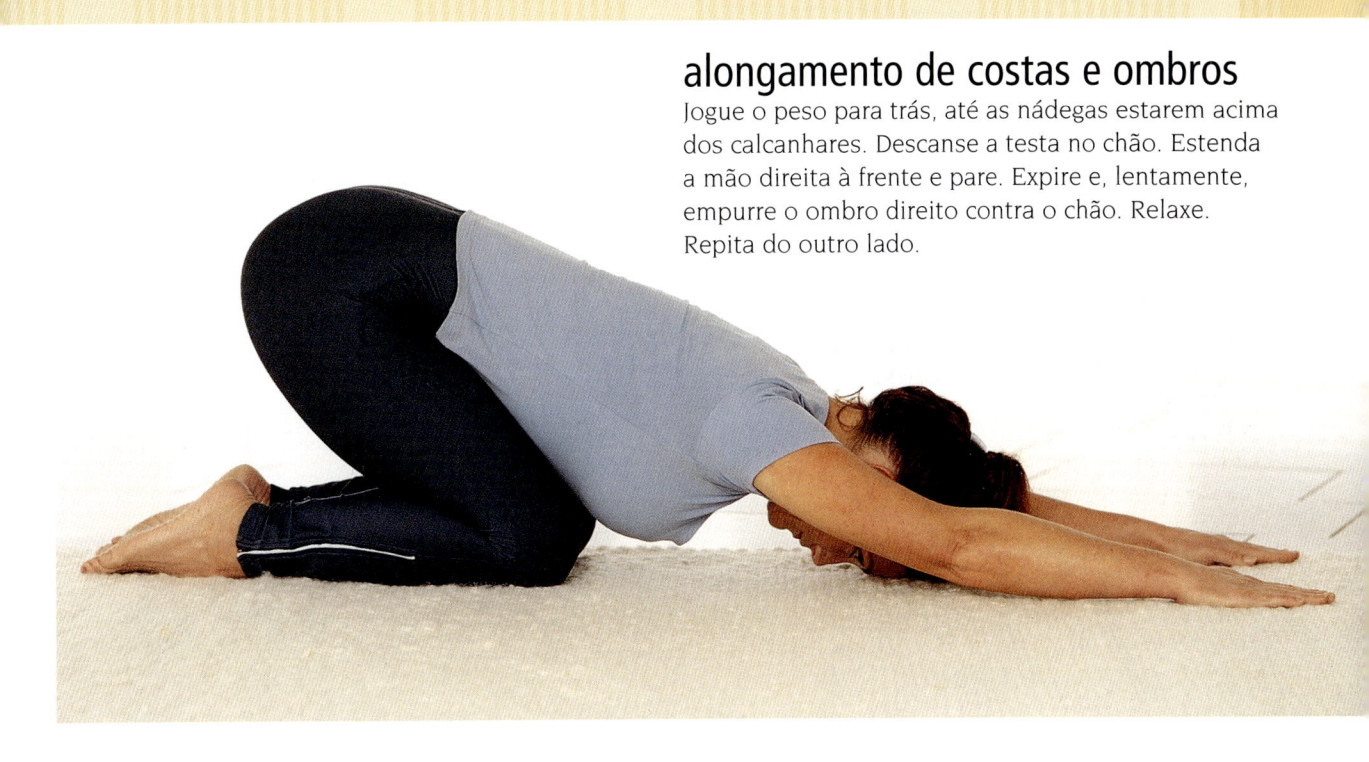

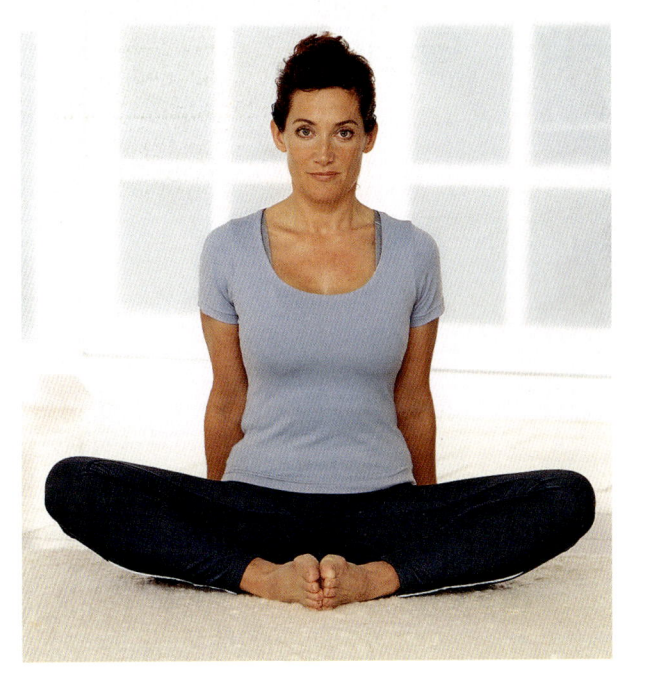

Jogue o peso para trás, até as nádegas estarem acima dos calcanhares. Descanse a testa no chão. Estenda a mão direita à frente e pare. Expire e, lentamente, empurre o ombro direito contra o chão. Relaxe. Repita do outro lado.

faça sempre movimentos bem lentos

alongamento da parte interna da coxa

Sente-se com as costas bem eretas. Junte a sola dos pés. Com a coluna reta, o peito aberto e os ombros relaxados, empurre os joelhos contra o chão. Sustente a posição por 15-60 segundos. Para aumentar a intensidade, empurre os joelhos para baixo, segure os tornozelos e puxe-os contra o quadril.

parte interna e músculos posteriores da coxa

ALONGAMENTO E RESPIRAÇÃO

Ao alongar um músculo, inspire. Ao expirar, sinta o músculo relaxar e intensifique o alongamento. Respire devagar e procure relaxar o músculo acionado. Você conseguirá resultados melhores num ambiente calmo e aquecido.

Neste exercício, o mais difícil é manter as costas retas e ao mesmo tempo fazer a rotação das pernas. Entre os erros mais comuns estão curvar as costas e girar os joelhos para fora. De todos os exercícios de alongamento mostrados neste livro, este é provavelmente o mais difícil de aperfeiçoar.

1 Sente-se com a coluna reta, o peito aberto, as pernas afastadas e os joelhos ligeiramente flexionados, virados para cima. Apóie as mãos no chão. Respire fundo. Ao expirar, alongue o tronco para a frente.

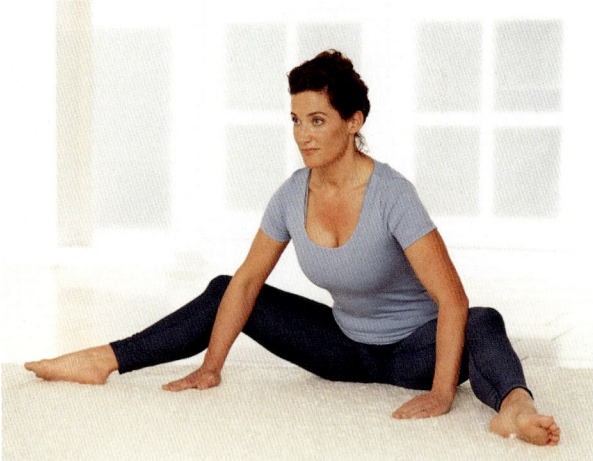

2 Para aumentar o esforço, estique as pernas, mantendo os joelhos virados para cima. Ao se inclinar para a frente, você terá de fazer mais força para manter as costas retas.

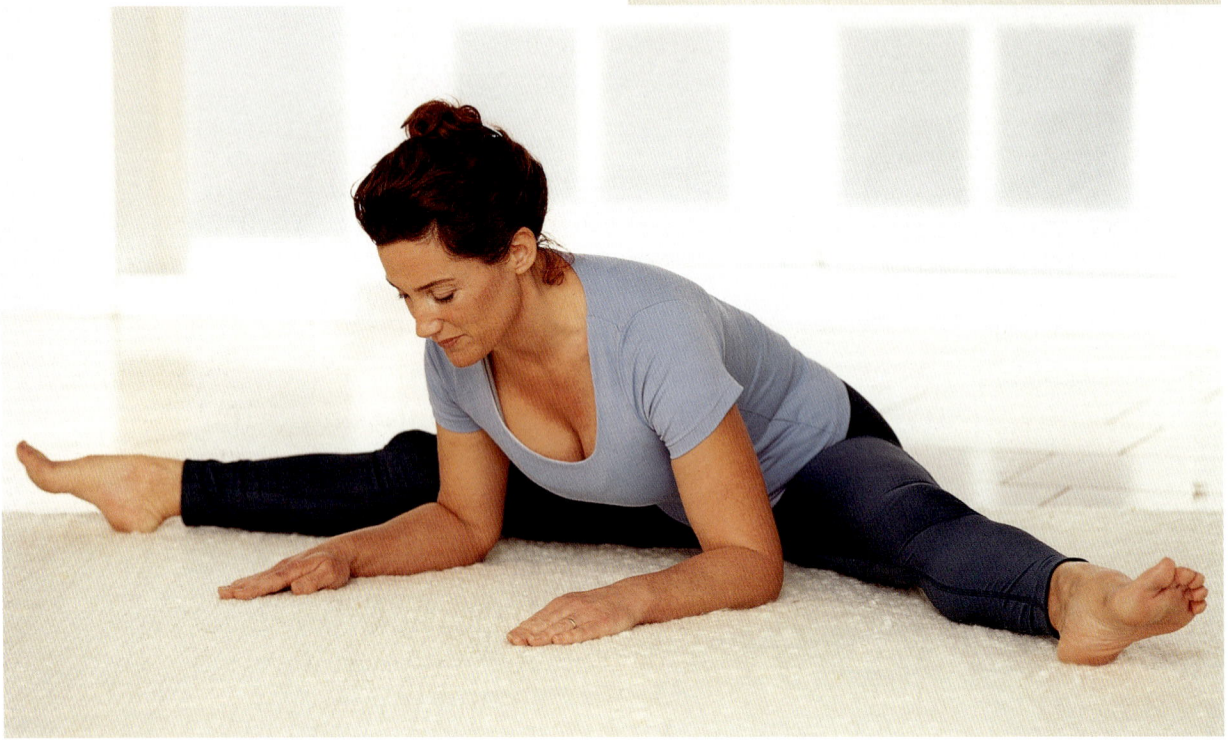

alongamento lateral (sentada)

Neste exercício, você deve sentir o alongamento da ponta dos dedos até o quadril. Se você juntar a sola dos pés, também vai alongar a virilha, mas talvez se sinta mais confortável se cruzar as pernas. Sente-se com a coluna reta, o peito aberto e os ombros relaxados. Respire normalmente.

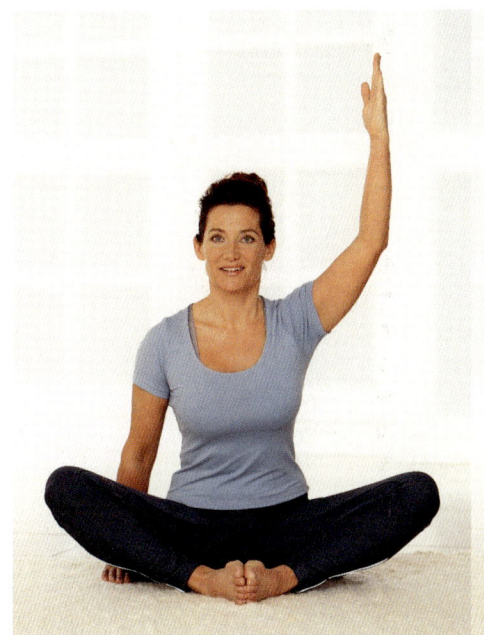

> ao relaxar os músculos, imagine um pouco de manteiga derretendo

1 Sentada, junte a sola dos pés e, com a mão direita apoiada no chão, levante o braço esquerdo acima da cabeça.

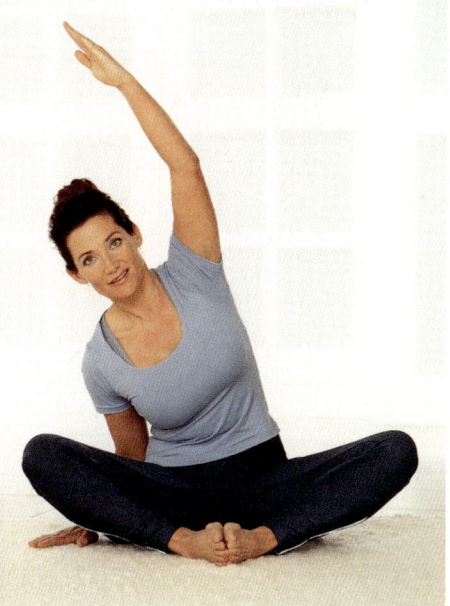

2 Contraia o abdome e incline o tronco para a direita. Não tire as nádegas do chão. Segure por 60 segundos e repita do outro lado.

alongamento da parte superior das costas

Este alongamento isola a região superior das costas e alivia a tensão. Sinta os músculos relaxarem na hora de expirar e o nível de energia subir na hora de inspirar. Junte a sola dos pés. Afunde o queixo, junte as mãos e empurre os braços à frente, curvando a coluna para trás. Empurre as costas e sustente a posição por 15-30 segundos.

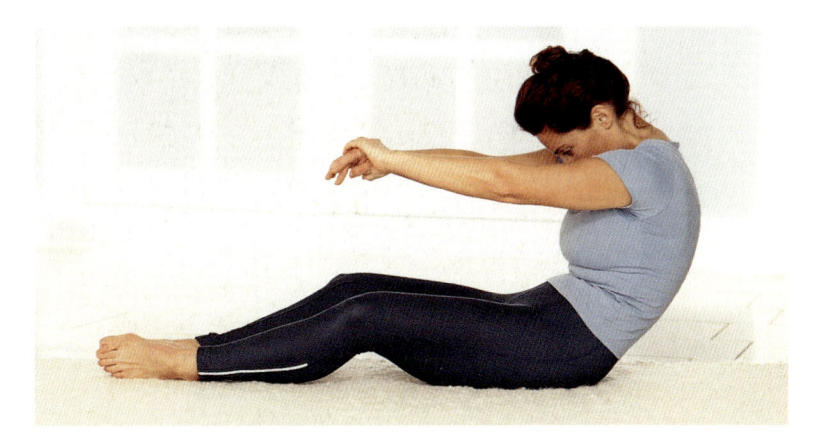

POSTURA

Verifique o estado de seus músculos posturais sentando-se num banquinho, com os pés no chão. Se a sua postura estiver correta, o espaço entre as escápulas será de 10-16 cm. Veja quanto tempo consegue manter a posição. Se você passa a maior parte do dia sentada, treine a postura correta. Sente-se no banquinho, com a coluna reta, um pouco a cada dia.

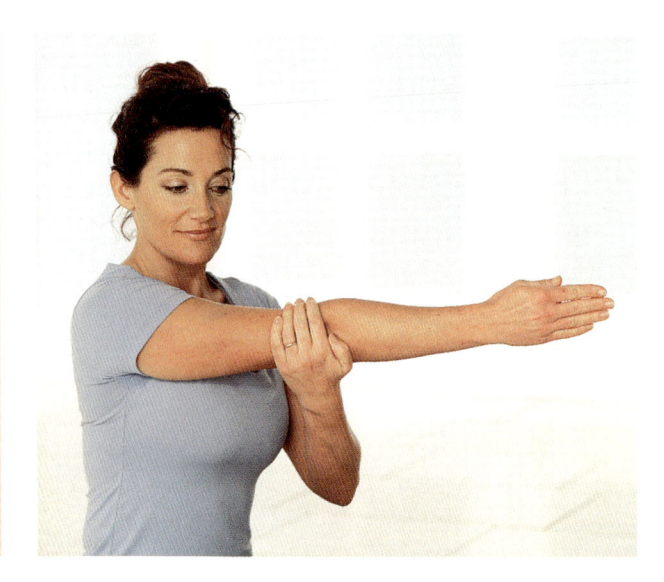

alongamento do deltóide

Em pé, abra as pernas na largura do quadril e flexione um pouco os joelhos. Erga o braço direito na altura do peito. Mantenha o braço estendido e puxe-o com firmeza para trás com a ajuda da mão esquerda. Segure por 10 segundos e repita do outro lado. Respire fundo e de forma regular.

interrompa o alongamento caso sinta dor

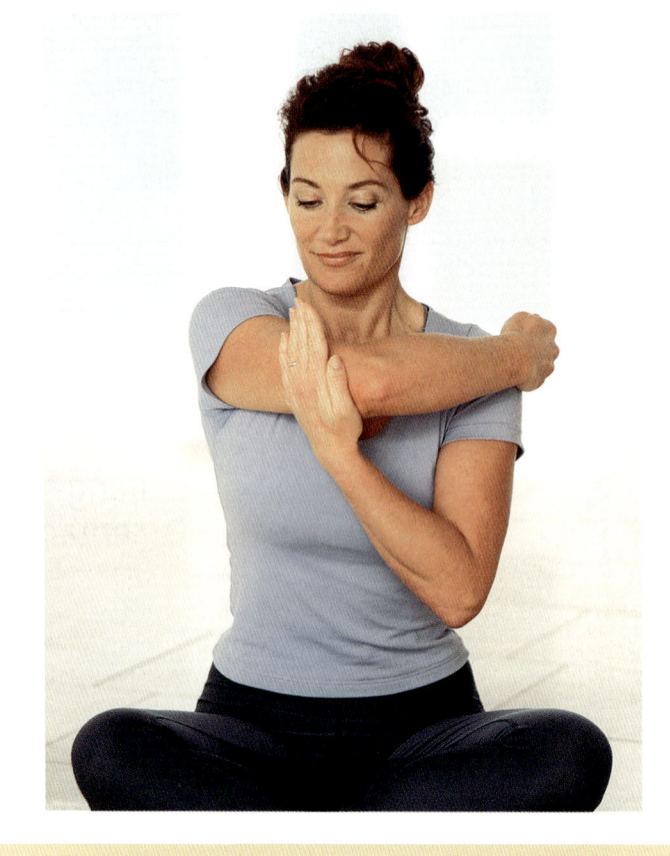

alongamento do tríceps

Levante o braço direito na altura do peito e dobre-o na frente do corpo, de modo que a mão direita alcance o ombro esquerdo. Com a mão esquerda, puxe o braço contra o peito até sentir o alongamento. Segure por 10 segundos e repita com o outro braço. Respire fundo e de forma regular.

ALONGAMENTO E RELAXAMENTO 99

alongamento do cisne

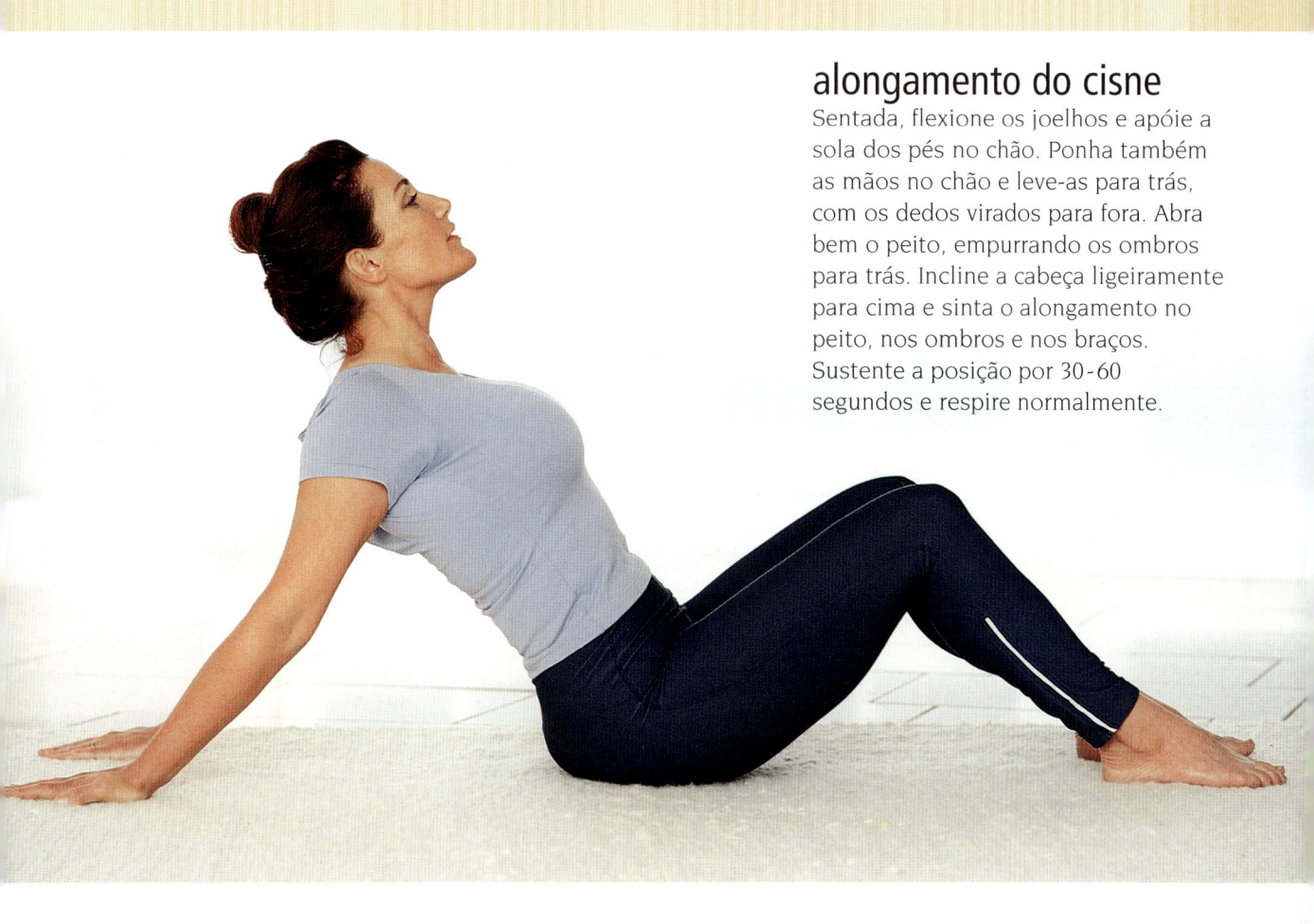

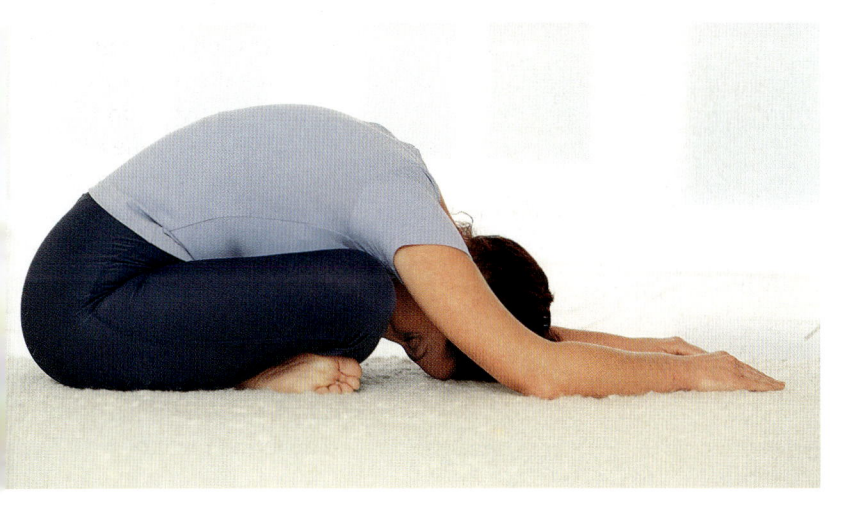

Sentada, flexione os joelhos e apóie a sola dos pés no chão. Ponha também as mãos no chão e leve-as para trás, com os dedos virados para fora. Abra bem o peito, empurrando os ombros para trás. Incline a cabeça ligeiramente para cima e sinta o alongamento no peito, nos ombros e nos braços. Sustente a posição por 30-60 segundos e respire normalmente.

alongamento das costas (sentada)

Este exercício alivia a tensão e alonga as costas. Sente com as pernas cruzadas. Incline o tronco à frente, estendendo os braços e pousando a testa no chão. Quando os músculos relaxarem, incline-se mais. Sinta o alongamento do pescoço até as nádegas. Segure por 30-60 segundos.

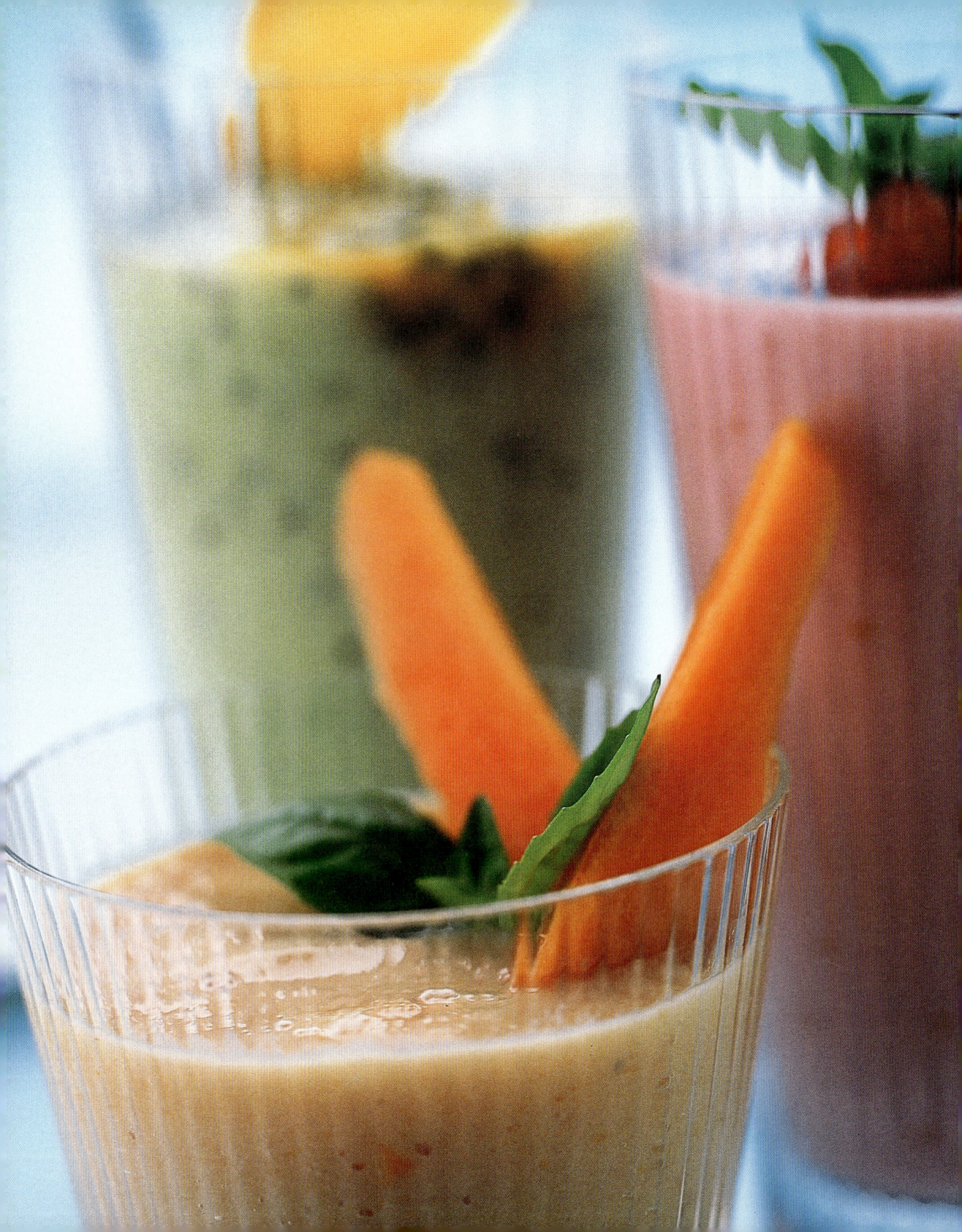

3

NUTRIÇÃO

A maioria das pessoas começa a escolher como vive e o que come no final da adolescência. Dessa fase até o meio da idade adulta, elas costumam ser bastante negligentes com a própria saúde. Tudo o que comemos e bebemos, tudo o que fazemos ou deixamos de fazer com o corpo nos afeta a curto e médio prazos. É bom estabelecer princípios de saúde para a família inteira, da gravidez em diante, e apegar-se a eles por toda a vida.

amamentação e dieta

A maioria das mulheres espera poder amamentar o filho ao seio. Embora não seja necessário comer por dois durante a amamentação, você precisa avaliar seriamente sua dieta. Nos primeiros meses de vida do bebê, as principais providências a serem tomadas em prol da sua saúde são alimentar-se bem e dormir o máximo possível. Não tenha pressa em entrar em forma; preocupe-se em repor o que o bebê suga.

suas necessidades

Para garantir a produção de bastante leite, as mães precisam consumir 500 calorias adicionais por dia (a menos que estejam acima do peso), ingerir mais líquidos (sem cafeína) e mais cálcio. A dose diária recomendada de cálcio é 700-800 mg, mas esse valor sobe para 1.250 mg – o equivalente a 1 litro de leite desnatado ou 4 potes de iogurte de 200 g – durante a amamentação. O ideal é que os nutrientes necessários venham da comida, mas, a menos que sua alimentação seja completa do ponto de vista nutricional, é melhor tomar suplementos vitamínicos (ver p. 113).

seu estoque de leite

Durante a amamentação você não engordará, mas perder peso rapidamente é sinal de que a alimentação não está sendo suficiente. Quanto mais você oferecer o seio ao bebê e quanto mais ele sugar, mais leite você terá. A fadiga e os pequenos problemas emocionais afetam a quantidade de leite produzido. Saiba também que muita agitação e correria prejudicam sua capacidade de amamentar. Evite os exercícios vigorosos, pois eles podem afetar a quantidade e a qualidade do leite. Se puder, mantenha sua agenda livre de compromissos.

Consuma líquidos normalmente e acrescente um copo a cada vez que oferecer o seio ao bebê. A melhor opção é a água, mas ela pode ser substituída por suco, chá e leite desnatado. Cafeína em excesso perturba o bebê. Se a sua urina ficar escura, aumente a ingestão de líquidos.

alimentos a evitar

Se ninguém na família tiver alergia a alimentos, a sua dieta provavelmente não causará problemas ao bebê. Se houver pessoas alérgicas na família, alguns alimentos poderão afetar seu filho, provocando cólica, eczema ou dificuldades respiratórias. Leite de vaca, frutas cítricas, tomate, ovo, trigo e amendoim são vilões comuns. Um alimento leva cerca de seis horas para afetar o leite materno, portanto é possível verificar a relação entre o que você come e qualquer efeito adverso sobre o bebê, se você fizer um diário.

AMAMENTAÇÃO E EXERCÍCIOS

- Evite exercícios vigorosos até seis semanas após o parto e até sentir-se segura quanto ao seu estoque de leite
- Antes do exercício, esvazie as mamas para elas não vazarem
- Evite os exercícios de resistência nos primeiros dois meses, pois o risco de lesões nas articulações é alto nessa fase
- Nadar é bom: os seios, as articulações e o assoalho pélvico são sustentados pela água
- Evite o nado de peito, pois suas pernadas podem forçar a articulação frontal da pelve, vulnerável no período pós-natal
- Se você decidir fazer hidroginástica, mantenha os seios dentro da água

dieta vegetariana

Se você não come carne, providencie a ingestão adequada de calorias, proteínas, vitaminas e minerais como ferro e cálcio. Ou seja, você precisa prestar muita atenção ao que coloca no prato, em especial à variedade de proteínas vegetais que come ao longo do dia. (*Para obter mais informações, ver pp. 114-115.*)

desmame

Se você vai voltar ao trabalho ou pretende desmamar o bebê por outra razão, procure amamentá-lo por 12-16 semanas, para que ele possa se beneficiar da proteção oferecida pelo leite materno. Este é, de fato, o melhor alimento para o bebê, mas às vezes o aleitamento materno é difícil ou impossível. Não conheço nenhuma mulher que não se importe com o fato de não poder amamentar. Eu amamentei meu primeiro filho até 1 ano de idade, mas o segundo teve de passar fome para eu entender que não estava funcionando. Nessas situações, devemos dar graças aos céus por haver alimentos infantis no supermercado e tocar a vida com a mesma alegria.

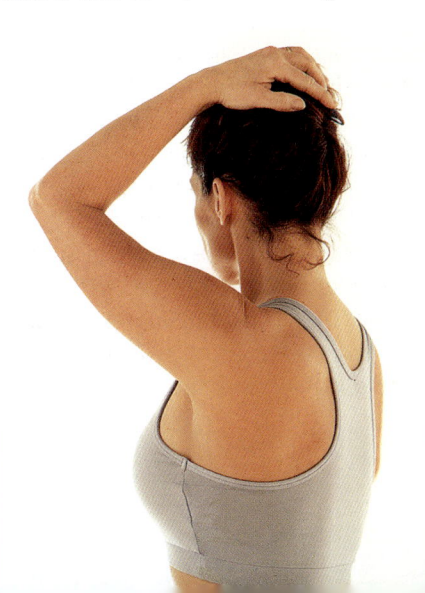

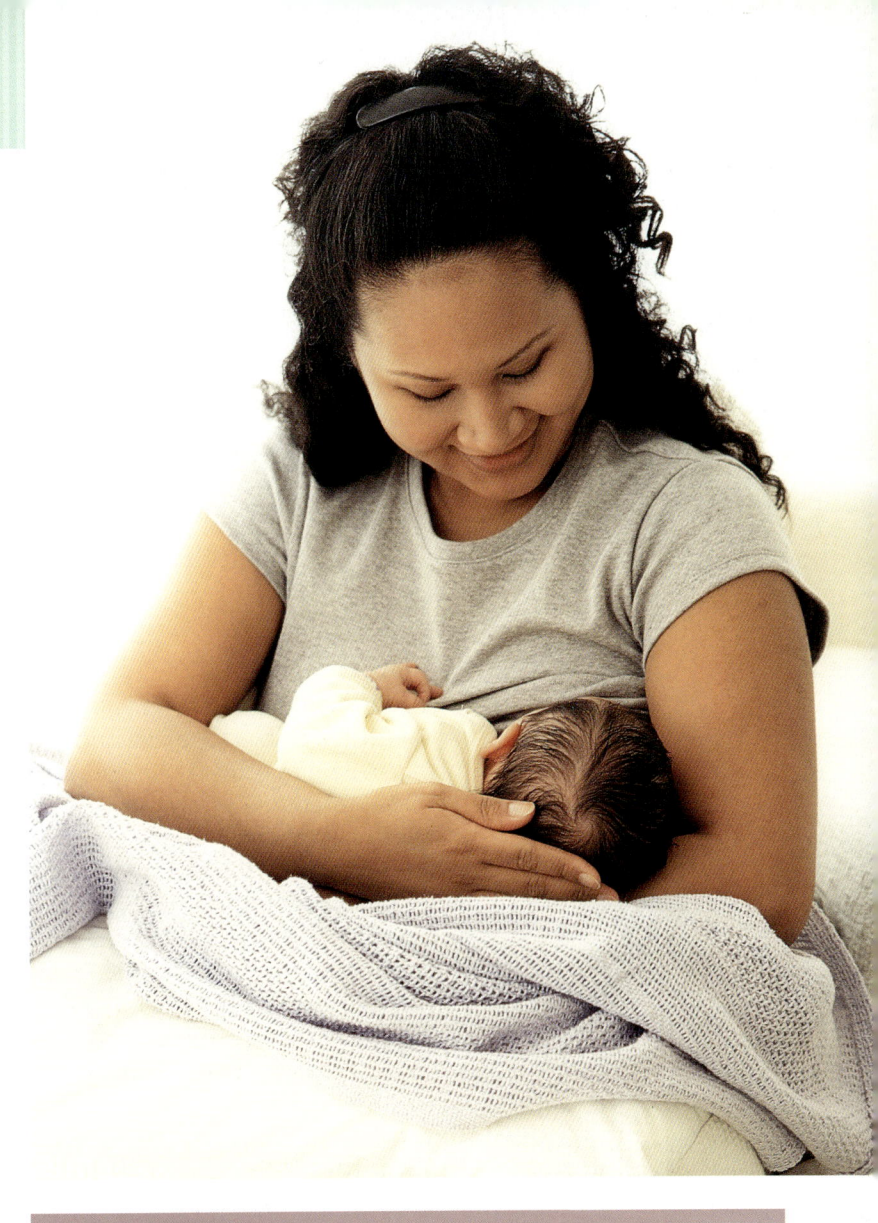

APOIO PARA O SEIO

Os seios são compostos de tecidos moles e gordura, e sustentados no lugar por ligamentos. Depois da concepção, os hormônios da gravidez começam a depositar células adiposas e células lácteas nos seios. Por isso, para evitar o estiramento dos ligamentos, os seios precisam de sustentação constante durante a gravidez e a amamentação, além de um suporte extra durante os exercícios. Os tops de ginástica são mais confortáveis do que o sutiã e, como são elásticos, adaptam-se ao tamanho dos seios. Se preciso, use dois tops, mas não apertados demais. Use o top de ginástica também sob o maiô da natação, para evitar que os seios sejam puxados pela água.

ossos fortes

Dos 35 anos em diante, os ossos femininos começam a perder densidade, ou seja, perdem minerais. Após a menopausa, a densidade óssea das mulheres declina ainda mais por causa da redução dos níveis de estrógeno. Como os ossos se tornam menos densos, mais porosos e frágeis, eles trincam ou se quebram com muito mais facilidade. A maioria das fraturas de bacia entre as idosas se deve à osteoporose. Devido ao sedentarismo e à dieta pobre, porém, a doença ataca também mulheres bem mais jovens.

FATORES DE RISCO DA OSTEOPOROSE

- Baixos níveis de estrógeno. Ele diminui durante regimes severos, na menopausa ou após a remoção dos ovários
- As mulheres de compleição pequena têm menos densidade óssea
- Se já existe osteoporose na família, o seu risco aumenta
- Ingestão inadequada de cálcio, em especial na adolescência
- Estar abaixo do peso e/ou apresentar distúrbios alimentares que interrompam a menstruação
- Doença celíaca. Ela afeta a absorção de nutrientes pelo intestino
- Uso prolongado de corticosteróides
- Sedentarismo
- Abuso de fumo e álcool
- Doenças da tireóide

saúde dos ossos

A osteoporose faz parte do processo de envelhecimento e afeta mais mulheres do que homens, em parte porque elas têm ossos menores (com menos minerais), em parte devido ao declínio natural da produção de estrógeno. Uma em cada três mulheres desenvolve a doença. Aos 65 anos de idade, as mulheres terão perdido, em média, 26% de sua densidade óssea, ao passo que entre os homens esse número é de apenas 9%. O cálcio é o principal componente dos ossos e dos dentes, e sua ingestão é vital por toda a vida. O ideal é que o cálcio venha dos alimentos, mas é melhor tomar um suplemento combinado com magnésio – que também desempenha um papel na formação dos ossos – do que não ingerir cálcio algum. As melhores fontes de cálcio são: leite, queijo, iogurte, sementes de papoula e de girassol, amêndoa, figo, castanha-do-pará, müsli, tofu, chocolate branco, soja, vagem, sardinha e filhote de arenque (é preciso comer os ossos), além das folhas verde-escuras – em especial couves e brócolis. A melhor maneira de incluir cálcio na dieta é comer granola com sementes de girassol ou de gergelim, castanha-do-pará, avelã e leite. Também é bom comer ao menos cinco porções de frutas e legumes por dia.

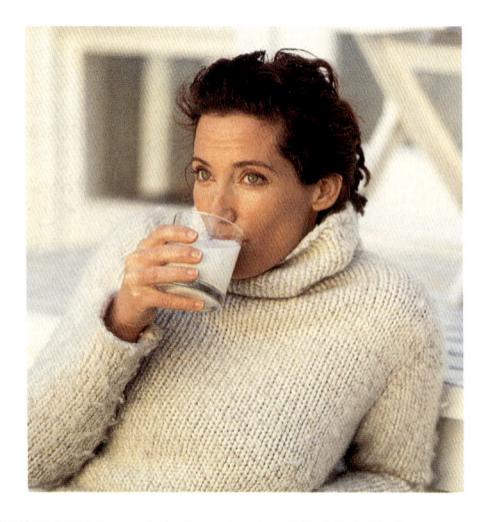

Para absorver o cálcio, o organismo precisa de vitamina D, que é produzida na pele a partir da exposição ao sol. A vitamina D também existe nos peixes gordos, no fígado e nos ovos.

como cuidar dos ossos

A osteoporose pode ser evitada ou até revertida com exercícios com carga (ou musculação): os ossos são vivos e precisam de desafios diários. Assim como os exercícios aumentam a força e o tamanho dos músculos, os ossos também se fortalecem quando solicitados. As principais forças a atuar sobre o esqueleto são a tração dos músculos e a gravidade.

Para contrabalançar os efeitos do envelhecimento, você precisa trabalhar mais os ossos. Mais de três dias de cama reduzem a densidade óssea tanto quanto o mesmo período passado no espaço sideral ou na água. A natação e o ciclismo são bons exercícios, mas não contribuem em nada para a saúde dos ossos.

Assim, faça exercícios breves e de alto impacto, variando sempre os movimentos. Um minuto por dia saltando, pulando corda, subindo escadas, correndo ou dançando é tudo de que você precisa; saltar por sete minutos uma vez por semana não dá o mesmo resultado. Seus ossos precisarão desses exercícios para sempre.

osteoporose

Este livro destina-se a mulheres saudáveis que ainda não estão na menopausa, e seus exercícios não são adequados a quem tem osteoporose. Consulte um médico e veja se você corre algum risco. O diagnóstico é feito em laboratório e, em caso positivo, um programa especial de ginástica é prescrito, com foco em exercícios de baixo impacto e de equilíbrio.

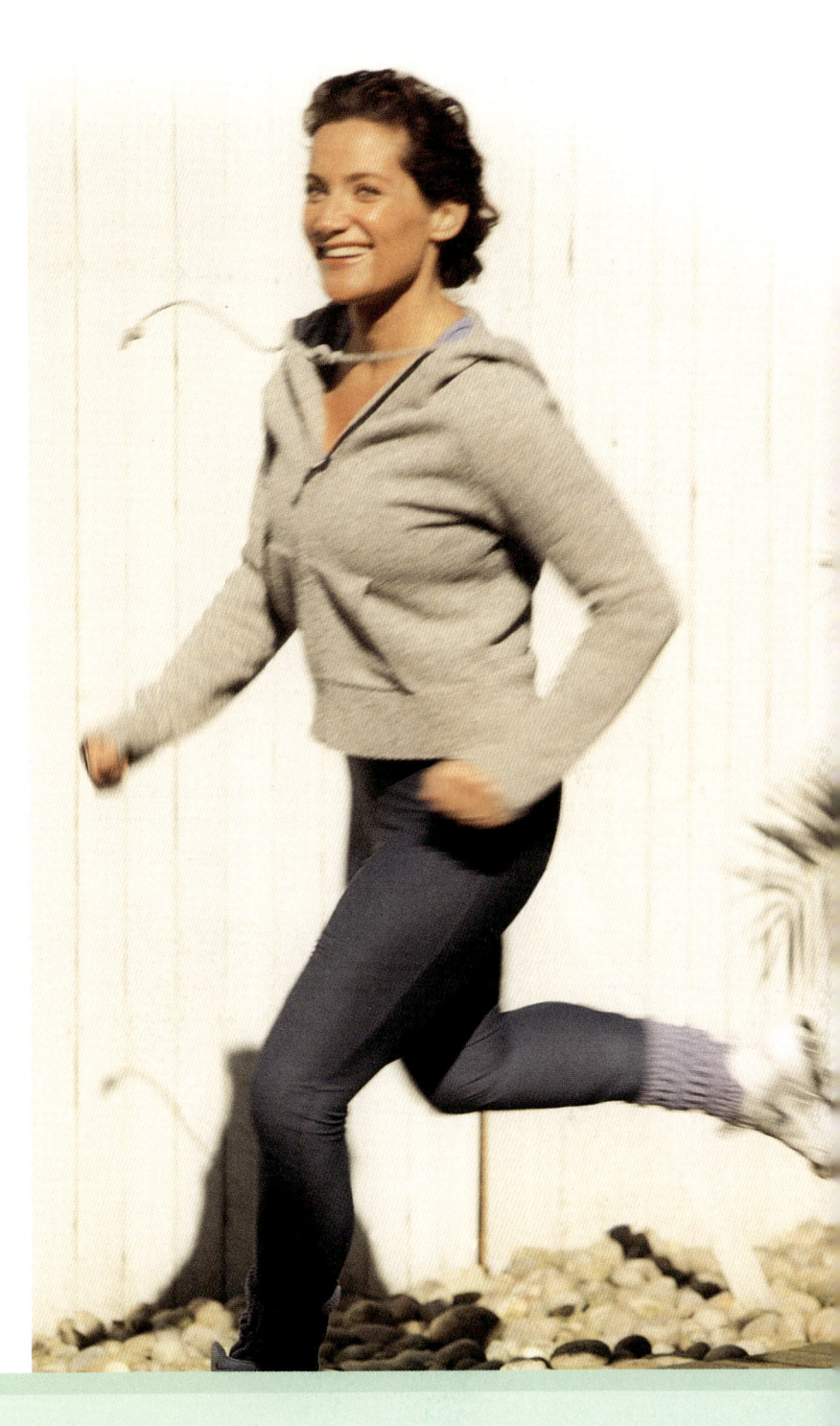

alimentação balanceada

As gorduras fornecem ao corpo energia e as vitaminas lipossolúveis A, D, E e K, além de ácidos graxos essenciais que ele não pode produzir. Porém, a ingestão excessiva do tipo errado de gordura, como a saturada, a hidrogenada e a trans, pode entupir as artérias e causar doenças cardíacas. Lembre-se disso e melhore sua alimentação.

SOBRE CALORIAS

- A gordura é o alimento mais calórico, e é preciso estar ciente disso para comer bem e levar uma vida saudável. Veja as comparações abaixo:
- 1 grama de gordura fornece 9 calorias
- 1 grama de proteína fornece 4 calorias
- 1 grama de açúcar fornece 4 calorias
- 1 grama de álcool fornece 7 calorias

alguns fatos

As células adiposas do nosso corpo se desenvolvem no início da infância; o número e a distribuição delas dependem da constituição genética de cada pessoa. A célula adiposa é como uma bexiga: quanto mais gordura tem, maior fica. Se você perde gordura, a célula adiposa diminui. Quando uma está cheia, mais células podem se desenvolver. Isso ajuda a explicar por que as pessoas sempre engordam no mesmo lugar.

Assim que ingerimos proteínas e carboidratos, eles são quebrados e enviados à parte do corpo que deles precisa. O excesso de energia só é convertido em gordura quando todas as funções foram preenchidas. Já a gordura dos alimentos segue direto para as células adiposas, antes de ser usada. Se ingerimos mais calorias do que necessitamos, mais gordura é armazenada, e por isso engordamos.

gordura boa, gordura ruim

As gorduras poliinsaturadas e as monoinsaturadas são boas para o organismo. Já o excesso de gorduras saturadas, encontradas principalmente em laticínios e fontes de origem animal, aumenta o colesterol "ruim" no sangue, o que pode levar ao entupimento das artérias e a doenças cardíacas. A ingestão dessas gorduras (sólidas quando em temperatura ambiente) deve ser limitada. Existe também a gordura trans. Barata e artificial, ela costuma ser empregada na produção de biscoitos, bolos e margarinas (*ver página ao lado*).

Dois tipos de gordura poliinsaturada, conhecidas como ácidos graxos ômega-3 e ômega-6, são cruciais para o bom funcionamento do organismo. O ômega-3 é encontrado em peixes gordos – salmão, cavalinha, sardinha, arenque, hadoque –, sementes de linhaça, soja, óleo de canola, germe de trigo e nozes. A menos que você coma um desses peixes uma ou duas vezes por semana, considere a idéia de consumir suplementos. O ômega-6 está presente nas sementes de girassol, de açafrão e de abóbora, no milho, no gergelim e nos óleos de cânhamo, de prímula e de borragem.

O azeite de oliva, os óleos de canola e de amendoim e o abacate contêm gorduras monoinsaturadas. Pesquisas mostram que essas gorduras aumentam o colesterol bom e diminuem o ruim.

O alto consumo de azeite de oliva é considerado uma das razões pelas quais os povos do Mediterrâneo apresentam baixa incidência de câncer e doenças cardíacas.

perigos ocultos

Mesmo as gorduras saudáveis, porém, podem se tornar prejudiciais depois de aquecidas; o aquecimento acelera a oxidação e gera radicais livres no organismo.

As gorduras não saturadas podem ser quimicamente convertidas em uma gordura menos saudável, chamada trans. Ela está presente em alimentos industrializados em cujos rótulos se lê "gordura hidrogenada" ou "parcialmente hidrogenada".

Nas margarinas, por exemplo, o óleo vegetal é hidrogenado para ficar sólido ou cremoso. A gordura trans é um subproduto desse processo. Inútil para o corpo humano, ela aumenta os níveis de colesterol e impede o corpo de processar as (saudáveis) gorduras poliinsaturadas. A gordura trans se esconde em muitos produtos industrializados, como bolachas, biscoitos, bolos, salgadinhos, papinhas, cereais, molhos prontos, maionese, pizza, tortas, pudins, alimentos congelados e até mesmo em alguns pães e biscoitos integrais.

Quando quiser comer esses alimentos, prefira aqueles que têm manteiga na composição e as margarinas com a inscrição "livre de gordura trans".

quais gorduras usar

O azeite de oliva é o melhor óleo para frituras, ao passo que óleos poliinsaturados, como o de girassol, açafrão e gergelim, são as melhores opções para molhos de salada e

Faça molhos de salada com o saudável óleo de gergelim

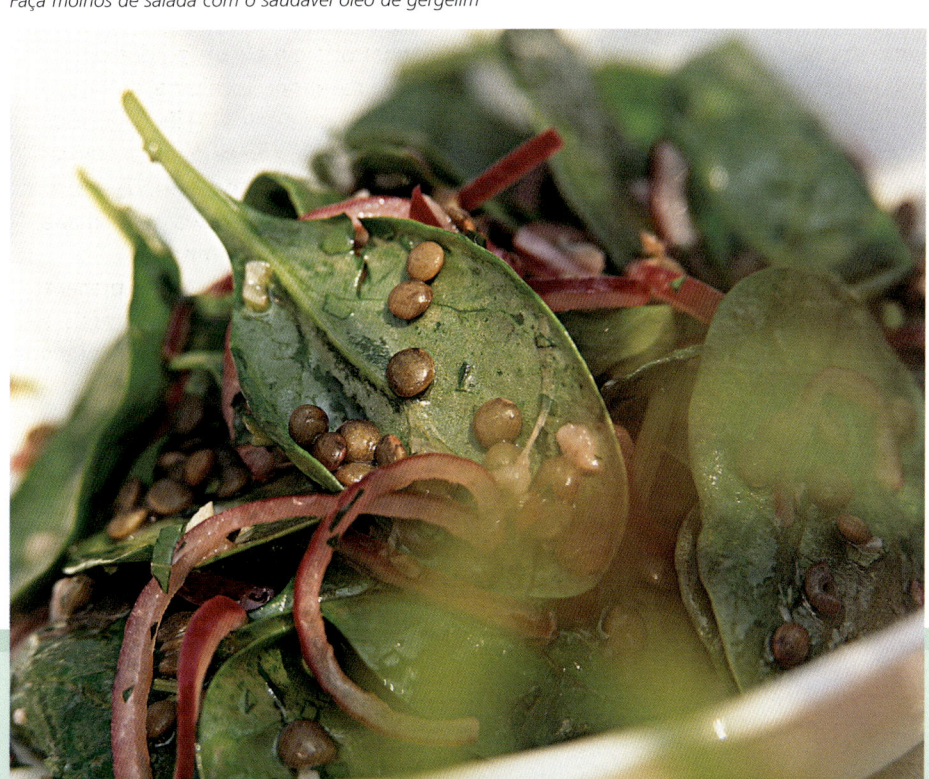

É SAUDÁVEL MESMO?

Tenha cuidado ao escolher suas barrinhas de cereal, pois muitas apresentam o mesmo teor de gordura e açúcar de uma barra de chocolate. Compre frutas secas e frescas, sementes, castanhas e cenouras para beliscar ou comer na hora do lanche, assim você não fica tentada a comer porcarias!

As bebidas energéticas são outro produto que costumamos consumir com a idéia de que são saudáveis. Na verdade, elas em geral contêm muito açúcar, que vem disfarçado nos rótulos com nomes espertos. Portanto, beba água e chás de ervas e de frutas. As prateleiras dos mercados estão repletas dos mais variados sabores de chá, que pode também ser consumido gelado no verão. Essas são as bebidas mais saudáveis.

Procure reduzir seu consumo de álcool para 14 unidades por semana, ou seja, cerca de 10 taças de vinho ou 14 doses simples de bebida destilada. Em quantidades pequenas, o álcool é considerado benéfico à saúde por causa dos antioxidantes que contém.

Procure proporcionar à sua família refeições balanceadas e saudáveis

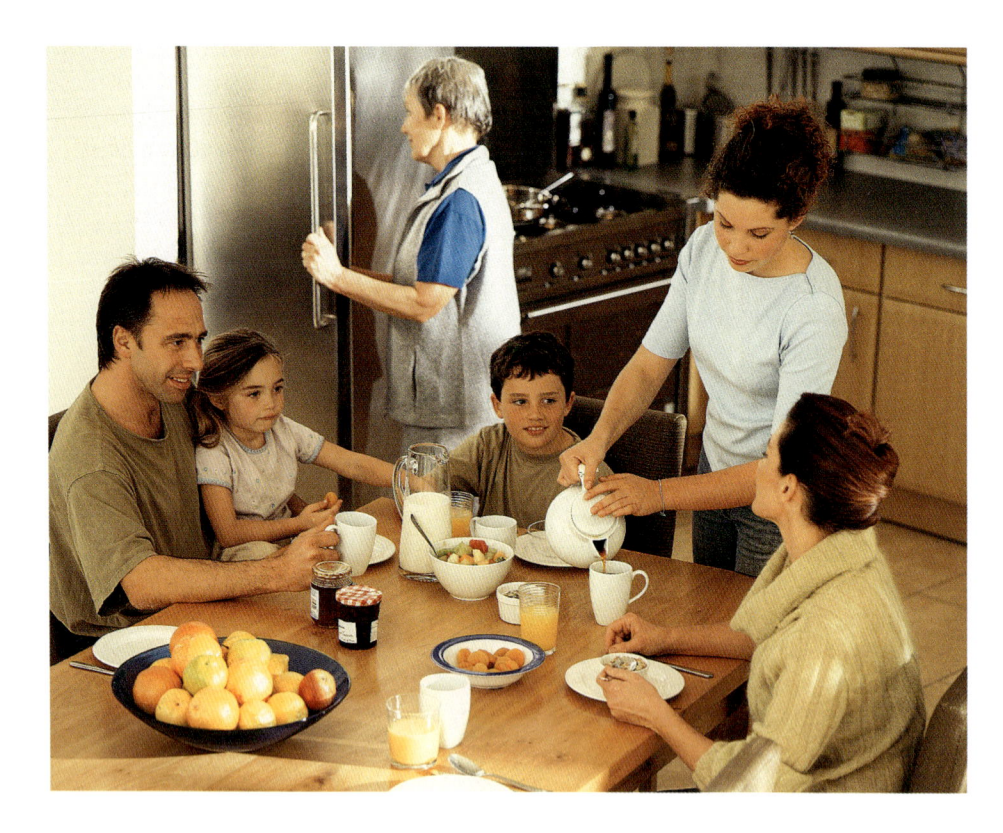

marinadas. O mais importante é conhecer as gorduras e ler com cuidado o rótulo de todos os alimentos industrializados. Os fabricantes estão cientes de que os consumidores sabem que as gorduras poliinsaturadas são boas, mas não que elas se tornam menos saudáveis depois de hidrogenadas.

as dietas miraculosas

Tendo em vista que atualmente as pessoas comem muitos alimentos que não prestam, surgiu um mundo de dietas fantásticas, produtos, suplementos e livros para gordinhos e gordinhas. Os regimes da moda se espalham mais depressa que fofoca.

Existe a dieta do grupo sanguíneo, a dieta da pipoca, do signo astrológico, do abacaxi, do repolho, do grapefruit, da combinação dos alimentos, da proteína... É claro que muita gente acha mais fácil aderir à nova dieta da moda do que apenas ajustar as quantidades de sua alimentação normal.

emagrecer com saúde

Nós emagrecemos quando ingerimos menos calorias do que gastamos. Assim, embora você possa perder peso se comer apenas repolho, também vai perder músculos e água – e isso não é bom para a saúde.

A melhor dieta é aquela que você pode fazer por toda a vida, sem acabar com os estoques de nutrientes do organismo. Pense a longo prazo, pense em seu bolso e pense na família: estabeleça uma alimentação que sirva para todos. Ela deve também ser acessível fora de casa e conter fibras e nutrientes em quantidades adequadas. De forma simples: coma ao menos cinco porções de frutas, legumes e verduras por dia. Procure ingerir ao menos um alimento cru. Faça dos carboidratos complexos (ver pp. 112-113) a base de sua alimentação. Comer cinco ou seis refeições pequenas ao dia é melhor para o metabolismo do que três refeições grandes.

Coma mais peixe e reduza o consumo de carne vermelha (ver pp. 114-115). Preferindo a gordura dos peixes, castanhas e sementes à gordura da carne vermelha e dos laticínios, você ainda diminui o risco de desenvolver câncer, doenças cardíacas, depressão e TPM. Não pule o café-da-manhã; ponha seu metabolismo para funcionar e coma frutas, granola ou pão integral com uma banana amassada. Coma pouco e mais vezes para regular o apetite, e lembre-se de que pular refeições é uma boa receita para viver com fome. Escolhas sensatas valem para a vida toda e são capazes de influenciar os hábitos alimentares de toda a família.

valorize cada caloria

Limite a ingestão de açúcar e gorduras e não desperdice calorias comendo guloseimas oferecidas pelos outros. Restrinja também o consumo de refeições industrializadas, outra fonte de desperdício de calorias. Você tem um tanto de calorias para consumir, portanto tenha cuidado. Valorize cada caloria. Para mim, excluir alimentos não funciona, pois, quando me sinto privada de alguma coisa, minha tendência é comê-la ainda mais. É preciso haver um espaço para sair da linha de vez em quando. A única obrigação é comer algo que valha o preço, em todos os sentidos.

DE QUANTAS CALORIAS PRECISAMOS?

Quanto maior o peso, maior a necessidade calórica para manter o organismo funcionando. Do mesmo modo, quanto mais massa muscular, mais calorias são necessárias para mantê-la. No entanto, a diferença entre gordura e músculo é que este é metabolicamente ativo, queima calorias, ao passo que a gordura se deposita no corpo e não tem muito que fazer.

Grosso modo, uma mulher de 63 kg precisa de 1.400 calorias por dia apenas para manter o peso e ficar o dia inteiro na cama. Cada segundo de atividade extra aumenta o total de calorias de que o corpo dela precisa para gerar energia. Portanto, uma mulher de 63 kg ativa necessita de cerca de 2.000 calorias por dia para manter o peso atual, e mais 500 calorias se estiver amamentando. Como 900 g de peso equivalem a 7.000 calorias, para perder 450 g por semana ela precisaria comer em torno de 1.500 calorias diárias (ou 2.000 se estiver amamentando).

Desconfie de todas as dietas ou programas de boa forma que prometam a perda de mais de 900 gramas por semana, pois eles promovem a perda não apenas de gordura, mas também de água e músculos. *(Ver pp. 110-111 para obter mais informações sobre o metabolismo.)*

a gordura tem duas vezes mais calorias que os carboidratos e as proteínas

como melhorar o metabolismo

Como um carro, nosso corpo precisa de combustível para funcionar. O desempenho de um carro pode ser melhorado com bom combustível, e sabemos que combustível inadequado provoca o desgaste do motor. O mesmo acontece com o corpo. Ele funciona melhor com combustível bom e queima mais combustível quando anda depressa. Porém, mesmo parado, ele precisa de energia para as funções básicas, como a respiração.

PARA QUE EXERCÍCIOS?
- O exercício acelera o metabolismo
- A produção de energia aumenta durante o exercício
- Nosso organismo perde gordura, ou emagrece, apenas quando o gasto energético é maior do que o consumo, por isso mude o seu metabolismo e a composição do seu corpo fazendo uma atividade física

engordamos quando comemos mais do que precisamos

atividade

Quanto mais exercícios você faz, mais combustível gasta. Tornar-se menos sedentária significa conquistar mais qualidade de vida no futuro; continuar acima do peso depois do parto não é inevitável, assim como não é inevitável ficar com a barriga flácida.

A perda de gordura pode ser alcançada restringindo-se a ingestão de calorias, mas o fator mais importante no controle do peso é a quantidade de exercícios realizados e os seus efeitos sobre o metabolismo. A cada vez que você tiver de subir uma escada, caminhar, fazer faxina, carregar compras ou brincar com as crianças, pense no movimento e no esforço físico como um privilégio. A soma de todos esses pequenos gastos calóricos ao longo do dia faz uma grande diferença no total de atividade física semanal.

índice metabólico

Nosso gasto energético aumenta durante o exercício, mas a atividade física também acelera o índice metabólico pelas 24 horas seguintes. O exercício ainda aumenta a massa muscular, e, quanto mais músculos, mais calorias queimamos. Os músculos consomem energia 24 horas por dia, enquanto a gordura é relativamente inativa.

A obesidade em decorrência de fatores genéticos ou médicos é rara. Entretanto, é fato que algumas pessoas comem bastante sem engordar (porque queimam tudo), ao passo que outras lutam para controlar o peso, em especial aquelas que fazem dieta há muito tempo e as sedentárias.

peso não é problema

Os músculos são mais pesados e mais densos do que a gordura. Basta observar como um pedaço de carne afunda na panela, enquanto a gordura fica na superfície. Músculos não viram gordura. Eles são tecidos ativos com nervos e vasos sanguíneos; a gordura é um depósito de combustível relativamente inerte. Isso significa que uma pessoa que tenha pouca gordura corporal e alta proporção de músculos queimará calorias mais depressa do que alguém com o mesmo peso, porém com mais gordura e menos músculos.

exercícios eficazes

Qualquer tipo de atividade física queima calorias, mas o total gasto dependerá do tempo, da intensidade e da freqüência do exercício. A melhor maneira de emagrecer, aumentar a força e a resistência dos músculos e melhorar o índice metabólico é misturar atividades aeróbicas com exercícios com pesos. É um erro comum achar que o trabalho com pesos (ou a musculação) resulta em músculos grandes demais; quanto mais fortes os músculos, mais as mulheres parecem magras e firmes. Os ossos também ficam mais fortes e pesados com os exercícios, por isso não adianta se pesar sem tirar as medidas do corpo.

um corpo mais forte

O aumento do índice metabólico e da massa muscular traz ainda mais benefícios. O exercício melhora o sistema imunológico e a memória, regula o apetite e o humor e estimula a perda de gordura. Ele nos capacita a responder a qualquer exigência sem prejudicar o organismo. Pode ser uma exigência física, como correr para pegar um ônibus ou impedir a queda de uma criança, ou um desafio mental, como trabalhar noite adentro para dar conta de um prazo. A atividade física mantém a mente alerta e nos ajuda a sobreviver ao estresse e à depressão.

A boa forma física traz mais confiança e energia, e a combinação de boa dieta, exercícios físicos e equilíbrio emocional – o terceiro elemento – contribui para uma vida de excelente qualidade.

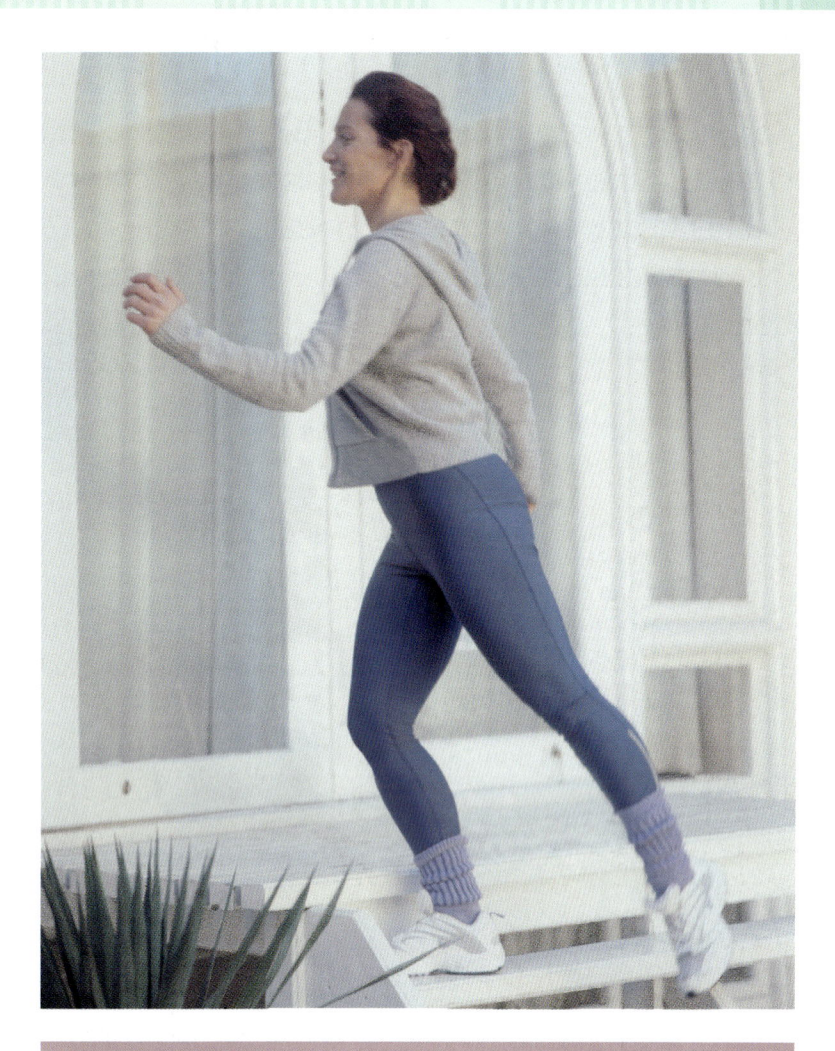

DIETAS RÁPIDAS

Se você precisa mesmo emagrecer, faça-o devagar e evite as dietas rápidas, com muito poucas calorias. Elas resultam em perda rápida de peso, mas devido à perda de líquidos, pois obrigam o corpo a esgotar seu glicogênio (um carboidrato) e seus estoques de água. A pessoa perde cerca de 2 kg em questão de dias. Porém, quando volta a comer normalmente, o glicogênio e a água são repostos e ela torna a engordar. Muitos chegam a ficar acima do peso anterior à dieta, pois a privação era tão grande que acabam por comer mais para compensá-la. Para garantir a perda de gordura, e não de água e músculos, procure emagrecer 450-900 gramas por semana com uma boa alimentação e exercícios físicos. Dessa forma, a chance de emagrecer definitivamente é maior.

carboidratos

Carboidratos são açúcares complexos, como o amido, ou simples, como a frutose. Os açúcares simples são liberados rapidamente, o que significa que logo aumentam a glicose na corrente sanguínea; o efeito, porém, é passageiro. Os complexos são liberados de forma lenta e dão energia por mais tempo.

O QUE LIMITAR
- Pão branco industrializado
- Doces
- Biscoitos
- Bolos industrializados
- Barras de cereais
- Cereais matinais adoçados

Farinha peneirada

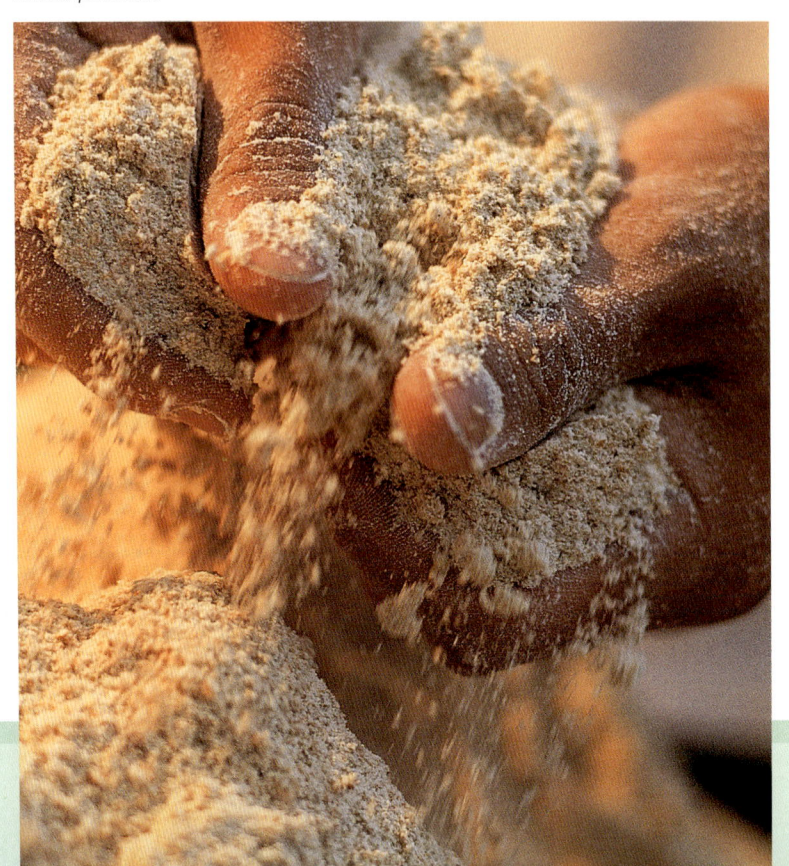

carboidratos complexos

Nosso organismo funciona melhor com os carboidratos complexos. Eles são vitais para o cérebro, para manter estável o humor e o nível de energia, e para evitar acessos de fome. São consumidos pelo corpo, e não armazenados como gordura, pois o processo de conversão de carboidratos em gordura é muito mais difícil do que transformar gordura em gordura. Eles também nos dão sensação de plenitude por mais tempo. Os carboidratos complexos são ricos em vitaminas, minerais e fibras, e pobres em gorduras. Essa é uma característica importante para quem precisa emagrecer, pois os amidos saciam por mais tempo e têm menos calorias que as gorduras e os açúcares. O consumo de alimentos com alto teor de fibras ajuda ainda a reduzir o colesterol. Os carboidratos complexos devem ser a base da sua alimentação, respondendo por metade das calorias ingeridas – mesmo que você não precise emagrecer.

O arroz integral é uma boa fonte de carboidratos complexos, assim como: aveia, cevada, milho, trigo-sarraceno, pão e farinha de centeio, banana, maçã, feijão, lentilha, batata e iogurtes de frutas.

evite as calorias vazias

O açúcar é um carboidrato menos saudável. Ele fornece ao corpo calorias "vazias", ou seja, nenhum nutriente. A energia instantânea porporcionada por ele é seguida de uma queda abrupta. É essa queda de energia e o acesso de fome que a acompanha que põem as dietas a perder. Evite o problema comendo apenas carboidratos complexos. Se você tiver em casa alternativas saudáveis, será menos tentada pelas guloseimas perigosas. E observe bem os rótulos: sacarina, lactose, glicose e maltose são açúcares.

a opção saudável

Coma ao longo do dia alimentos que mantenham seu nível de energia, como frutas frescas – a banana é ótima contra acessos de fome –, frutas secas, castanhas, sementes e pão integral. Se tiver vontade de comer algo doce, opte por bolo de cenoura ou de banana. Para ter uma alimentação realmente nutritiva, diminua o consumo de gorduras e bebidas alcoólicas e aumente a ingestão diária de carboidratos não refinados.

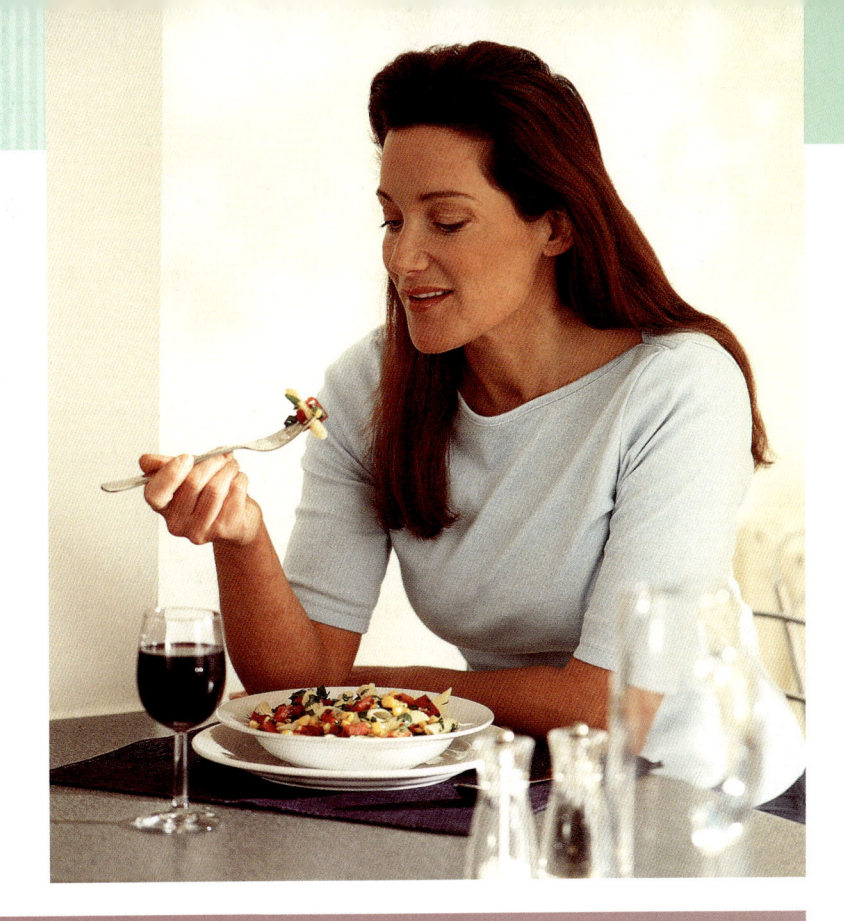

SUPLEMENTOS VITAMÍNICOS

A maior parte das pessoas pode obter todos os nutrientes necessários com uma dieta rica e variada. No entanto, na correria do dia-a-dia, nem sempre conseguimos nos alimentar como convém. Por isso diversas mulheres deixam de ingerir a quantidade adequada de minerais como ferro (um problema maior para quem tem fluxo menstrual intenso), selênio e magnésio. Se você padece desse mal, procure tomar um suplemento de vitaminas e minerais a fim de garantir as doses diárias recomendadas pelos médicos.

Essa opção vale também se você estiver emagrecendo ou com algum tipo de restrição alimentar. Por exemplo, se for alérgica a laticínios e tiver dificuldade para ingerir a dose recomendada de cálcio, um suplemento diário só vai lhe fazer bem. Quem é vegetariana precisa consumir suplementos ou alimentos industrializados fortificados com vitamina B12, cálcio e iodo, pois as melhores fontes desses nutrientes são de origem animal.

E, para quem deseja engravidar, os médicos recomendam a ingestão de 400 mcg de ácido fólico por dia antes da concepção e até a 12ª semana de gestação; a finalidade é prevenir malformações congênitas do tubo neural, como a espinha bífida. As gestantes e as lactantes também devem tomar um suplemento de 10 mg de vitamina D, em especial se tomarem pouco sol. Se você estiver grávida ou tentando engravidar, consulte um médico antes de aderir aos suplementos – principalmente os que contêm vitamina A. Os suplementos podem prevenir carências, mas não substituem todos os benefícios dos alimentos. Pesquisas mostram que pessoas com dieta rica em frutas, legumes, verduras e cereais integrais têm muito menos risco de desenvolver doenças coronarianas e câncer. Ao que parece, não são apenas as vitaminas e os minerais que protegem nossa saúde, mas também um conjunto de antioxidantes naturais dos alimentos.

Meu conselho é que você procure se informar a respeito das novidades na área de saúde e que, se estiver interessada em melhorar a qualidade de sua alimentação, consulte um nutricionista para obter um programa alimentar personalizado.

proteínas

As proteínas são essenciais para o crescimento, a manutenção e a restauração das células. São também vitais para o crescimento das crianças e compõem nossos músculos e órgãos internos. Procure comer proteínas com pouca gordura. Os peixes são a fonte mais magra de proteínas, enquanto os laticínios são a mais gorda.

FATOS
- As melhores fontes de proteína são peixe, carnes magras, soja e laticínios desnatados
- A melhor hora para consumir proteínas é de manhã e à noite; elas demoram a ser digeridas e assim controlam a fome
- Ao contrário das proteínas de origem animal, as proteínas vegetais não são totalmente digeridas por nosso organismo; por isso as vegetarianas devem comer mais proteínas

conhecimentos básicos

As proteínas estão presentes na maioria dos alimentos. Mesmo que você não coma carne ou laticínios, há proteínas suficientes nos legumes, nas verduras e nas frutas: caso seja vegetariana, coma soja em grãos, leite de soja ou tofu, pois eles são as melhores fontes de proteínas vegetais. A soja em grãos também ajuda a proteger as mulheres

Peixe gordo

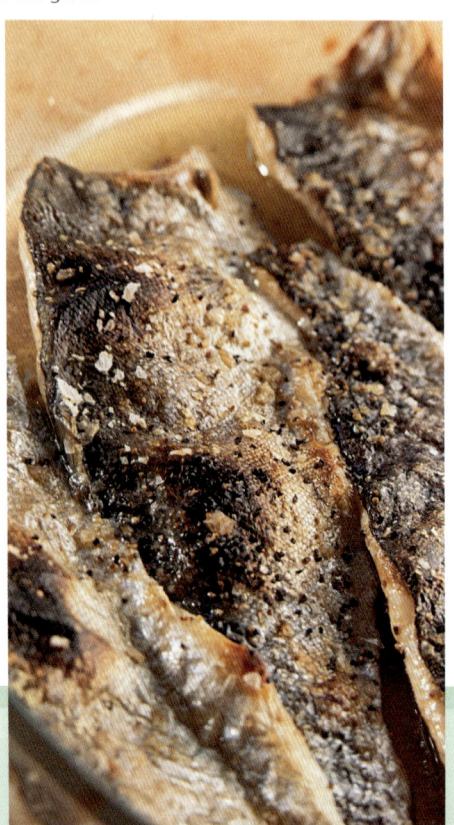

contra o câncer de mama, e é um alimento barato. Ingerir mais proteínas do que o necessário não ajuda a aumentar os músculos. A proteína pode ser convertida em glicose se não houver carboidratos suficientes na dieta, ou armazenada na forma de gordura se o consumo calórico for excessivo. Porém, as gorduras e a glicose não podem realizar as funções específicas das proteínas. Daí a necessidade de consumir proteínas de boa qualidade.

boas fontes de proteínas

Procure ingerir proteínas magras. Carne, peixe, ovos, leite, queijo e soja em grãos são as melhores fontes protéicas, pois contêm os nove aminoácidos essenciais.

Cereais, castanhas, sementes e leguminosas também são fontes de proteína, pois têm alguns aminoácidos, embora nem todos em grande quantidade. É importante comer uma boa variedade de todos esses alimentos ao longo do dia.

Faça um imenso favor à sua família e inclua no cardápio peixes gordos pelo menos uma vez por semana: suas proteínas são completas e os ácidos graxos que eles contêm protegem o organismo contra doenças cardiovasculares, alguns tipos de câncer, artrite e depressão. Sardinha, hadoque, cavalinha e arenque são as melhores opções, seguidas pelo salmão, pelo atum (o atum fresco tem mais ômega-3 do que o enlatado) e pela truta.

Outras fontes excelentes de proteína são: peixes brancos, carne vermelha magra, frango (sem a pele), ovos, iogurte e outros laticínios. Os laticínios à base de leite desnatado, como queijo cottage, queijo-de-minas e iogurte, têm poucas calorias e gorduras e a mesma concentração de proteínas e cálcio das versões integrais. Soja, leite de soja e tofu são fontes de proteína baratas e com pouca gordura.

a qualidade do alimento

Limite o consumo de carnes processadas, como hambúrgueres, croquetes e salsichas – esse tipo de proteína não faz falta. Faça hambúrguer e croquete em casa, com carne magra de boa qualidade. Carne, leite e ovos orgânicos já podem ser encontrados com mais facilidade; ainda são caros, mas, graças ao aumento da demanda, seus preços vêm caindo. A carne orgânica é produzida segundo métodos tradicionais; deixar os animais pastando livremente exige tempo e espaço, por isso o custo é maior. Porém, os produtos orgânicos não têm resíduos químicos, antibióticos nem hormônios, e são mais gostosos. Se levarmos todos esses fatores em consideração, concluiremos que o preço não chega a ser um absurdo.

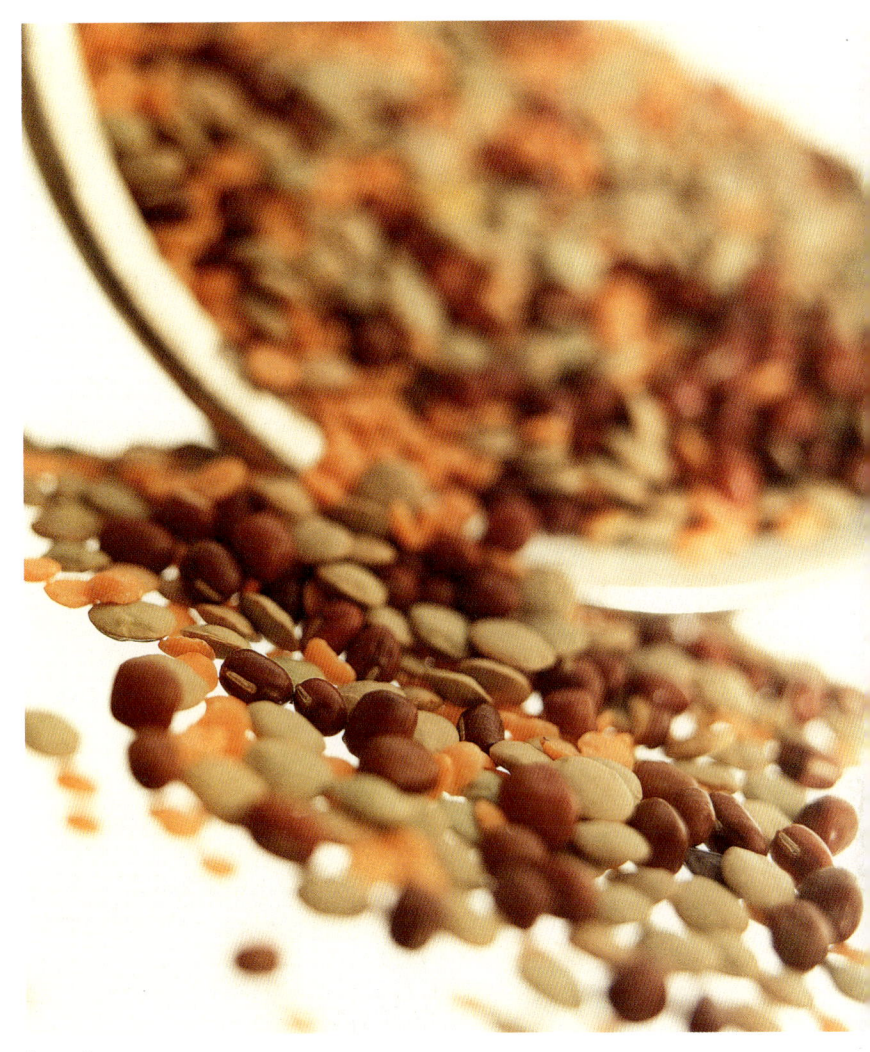

Leguminosas

REFEIÇÕES RICAS EM PROTEÍNAS

Coma peixes gordos ao menos uma vez por semana. Eles ajudam a reduzir o colesterol, protegem contra doenças do coração, derrame e alguns tipos de câncer, aliviam os sintomas da artrite e da depressão e fornecem ao organismo o antioxidante selênio. No café-da-manhã, misture aveia em flocos, sementes de linhaça, de abóbora e de girassol, gergelim, castanha-do-pará, amêndoas e avelãs. Essa mistura tem carboidratos complexos, vitaminas, proteínas, minerais, um pouco de gordura e antioxidantes, que previnem contra várias doenças.

/ NUTRIÇÃO

frutas, legumes e verduras

A dieta ideal inclui cinco porções diárias de frutas, legumes e verduras. Ela deve conter baixo teor de gordura e grande quantidade de fibras, vitaminas, sais minerais e antioxidantes, os quais, por sua vez, ajudam a proteger o organismo contra colesterol alto, doenças cardíacas, câncer de cólon, síndrome do cólon irritável, constipação e hemorróidas.

BENEFÍCIOS

- Comer uma variedade destes alimentos todos os dias ajuda a prevenir doenças
- A ingestão de antioxidantes parece crucial para retardar o envelhecimento. Coma ao menos cinco porções diárias de frutas, legumes e verduras
- Esses alimentos ajudam as artérias a trabalhar melhor
- Compre frutas, legumes e verduras da estação, pois são mais baratos e saborosos
- Lave tudo muito bem
- Mirtilo, amora, morango, ameixa, alho, couves, espinafre, broto de alfafa e de feijão e brócolis são as melhores fontes frescas de antioxidantes. Entre os alimentos secos estão cacau em pó, chá verde, ameixa seca e uva-passa.

alterações na dieta

Alterar a dieta para incluir mais frutas e verduras exige alguma disciplina e reflexão. Para não gastar muito com a compra de produtos frescos, vá à feira, onde os preços em geral correspondem a menos da metade dos encontrados em supermercados. Se você faz compras apenas uma vez por semana, realize um planejamento.

vitaminas e minerais

Frutas e verduras são ricas em vitaminas e sais minerais, e, quanto mais verduras você comer, cruas ou cozidas, mais nutrientes permanecerão intactos, beneficiando seu organismo. Existem 13 vitaminas e 15 sais minerais essenciais para manter nosso organismo em bom funcionamento. As vitaminas são

Mirtilos

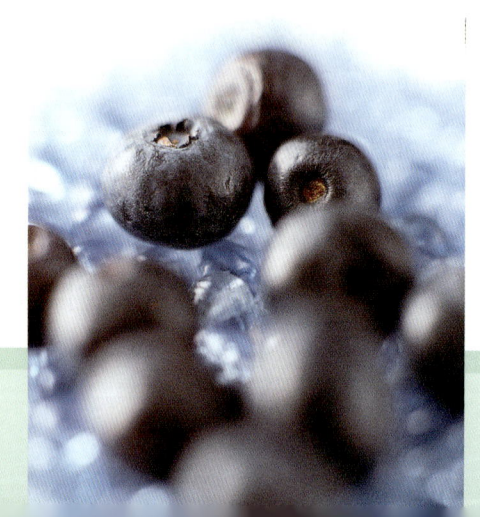

necessárias para equilibrar os hormônios, produzir energia, reforçar o sistema imunológico, manter a pele saudável e proteger as artérias. Elas são vitais para o cérebro e para o sistema nervoso e podem retardar o processo de envelhecimento. Já os sais minerais ajudam a formar os ossos, regulam os fluidos do corpo e compõem as enzimas e os hormônios.

antioxidantes

Frutas, verduras e legumes contêm muitos antioxidantes, substâncias que reduzem a quantidade de radicais livres no corpo, que todas as pessoas produzem no processo de gerar energia. Radicais livres em excesso também são produzidos pelo organismo em razão de estresse, poluição, tabagismo, alimentação deficiente, exposição excessiva ao sol, radiação e doenças. Quando não há no organismo antioxidantes suficientes para absorvê-los, os radicais livres multiplicam-se e enfraquecem o sistema imunológico, causando danos celulares que podem vir a causar câncer ou outras doenças. Os radicais livres também podem danificar as gorduras poliinsaturadas, tornando-as imprestáveis. Essas gorduras entopem células e destroem sua capacidade de defesa. O excesso de colesterol, então, forma as placas que estreitam as artérias.

Os principais antioxidantes são as vitaminas C, E e o betacaroteno, o selênio e numerosos elementos fitoquímicos existentes em todas as frutas, legumes e verduras. Esses componentes parecem colaborar entre si na defesa e proteção do organismo. Como os cientistas ainda não sabem quais frutas, legumes e verduras oferecem mais proteção, coma uma boa variedade delas. As frutas devem ser consumidas inteiras – não apenas o suco –, pois assim preservam mais nutrientes.

os melhores alimentos

Escolha verduras, legumes e frutas frescos ou congelados. Alimentos enlatados também contam – os tomates em lata oferecem mais antioxidantes que os frescos. Para obter o máximo de antioxidantes, escolha frutas, legumes e verduras bem coloridos – os pimentões mais vermelhos e as verduras de folhas mais verdes –, pois eles contêm maior quantidade. Uvas e cebolas roxas têm mais antioxidantes que as brancas, e o mirtilo é a fruta mais rica nessa substância. Frutas cítricas têm muitos antioxidantes, assim como o alho. Em vez de ferver as verduras e os legumes, prepare-os no microondas, no vapor, na grelha ou frite-os, para preservar as suas propriedades.

A boa notícia é que o vinho também contém antioxidantes – o tinto possui um pouco mais que o branco.

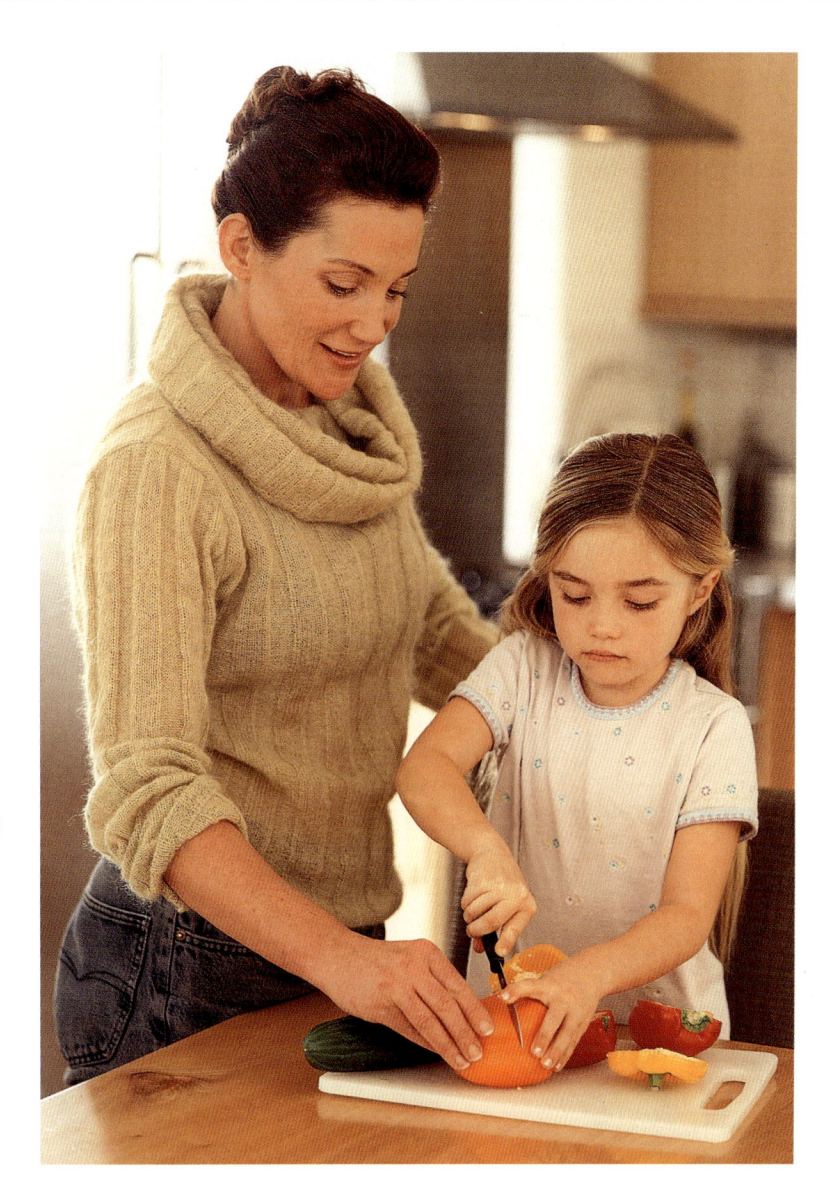

tenha sempre uma fruta na bolsa para oferecer às crianças quando estiverem na rua

mantenha um diário

Às vezes não entendemos a razão do insucesso da nossa dieta e do nosso programa de exercícios físicos. Registrar tudo quanto você come, como se sente e quanto exercício faz ao longo de um dado período pode jogar luz sobre sua rotina. Essa providência, por sua vez, pode ajudá-la a controlar as compras e a tomar decisões para permanecer saudável.

ENERGIA NO LANCHE
- Frutas frescas e secas
- Castanhas e sementes de abóbora e de girassol
- Aveia, pão integral, pão sírio, bolo de cenoura, torta de banana, biscoitos integrais, abacate

Castanhas

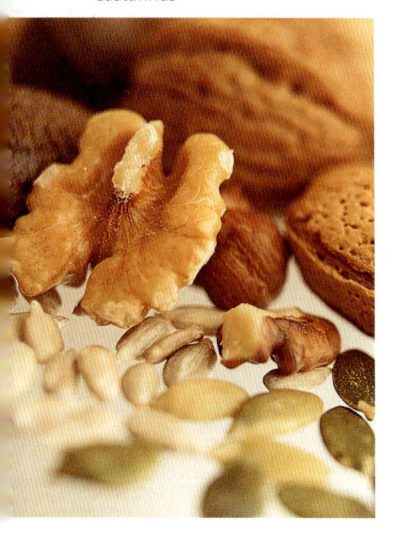

seus hábitos alimentares

Com a manutenção de um diário você descobrirá seus padrões alimentares com muita rapidez. Tédio, depressão, quedas bruscas de energia – você acha que os pontos baixos do dia a fazem comer guloseimas como doces, bolos, biscoitos ou refrigerantes? Elimine da casa os alimentos errados. Jamais compre alimentos especiais para possíveis visitas, pois eles se tornam uma desculpa para ter em casa aquilo que ninguém da família precisa. Adoro fazer bolos, mas minha família não tem o hábito de comê-los. Então, quem os come? Eu, obviamente. É preciso ser honesta e decidir que alimentos você consegue eliminar. Nesse processo, haverá revezes. Mudar o estilo de vida, assim como emagrecer, não é algo que se faça da noite para o dia.

exercite-se sempre

Depois de aceitar a idéia de que movimentar-se é essencial para seu bem-estar, encare as tarefas domésticas como um bônus, e não como perda de tempo. Pintar, limpar, cuidar do jardim, carregar as compras, caminhar, subir escadas... todas essas atividades devem ser vistas como um privilégio. Quando se está com preguiça, é difícil fazer exercícios físicos. Porém, não há nada melhor do que 5 minutos de ação para desanuviar a cabeça e desenferrujar o corpo! O sangue circula no cérebro e todo o corpo se aquece e fica ágil. Sentar-se em uma mesma posição no trabalho ou em casa também é prejudicial para o cérebro, as costas, a circulação e o metabolismo. Mexa-se a cada 20 minutos!

Registre seus exercícios e todas as suas atividades – quantas vezes você subiu as escadas ou correu? Por quantos minutos andou ontem? Lembre-se de que mesmo um pequeno esforço físico aumenta o nível de energia e consome calorias extras.

o que você come

Para manter o nível de energia estabilizado, é melhor fazer cinco refeições pequenas por dia em vez de três grandes. Prepare lanches saudáveis para aumentar a energia antes de chegar ao ponto de desespero, e equilibre o que você quer comer com as necessidades de sua família. O principal é lembrar de manter uma dieta com pouca gordura e rica em nutrientes. Por exemplo, espalhe azeite de oliva sobre uma mistura de pimentões, cebolas, abobrinha, tomates-cereja, berinjela e abóbora. Tempere com sal, ervas, alho picado e vinagre balsâmico (ou shoyu) e leve ao forno. Esse prato é um manjar de baixo teor de gordura.

Ache alternativas para molhos e pastas gordurosos. Shoyu misturado com saquê dá um grande molho de salada e não contém nenhuma gordura. Use também frutas cítricas, gengibre fresco, diferentes espécies de mostarda, molhos de pimenta e vinagre balsâmico. Todos são bons para criar pratos saborosos e aromáticos sem gordura. Você também pode preparar um molho com iogurte ou queijo fresco e maionese. Utilize molhos à base de tomate no lugar de creme de leite ou de molhos engrossados com farinha, ou asse pimentões verdes e transforme-os em purê para servir de base a um inspirado molho com baixo teor de gordura. Prepare uma versão caseira de homus com grão-de-bico, suco de limão, alho e um pouco de azeite, ou experimente o *dhal*, que é feito de lentilhas.

resultados visíveis

Pese-se uma vez por semana à mesma hora do dia – antes do café-da-manhã é o melhor horário. Entretanto, como seu peso pode flutuar, tirar as medidas com uma fita métrica é mais confiável: uma vez por semana, anote em seu diário as medidas de joelhos, coxas, quadril, busto e parte superior dos braços.

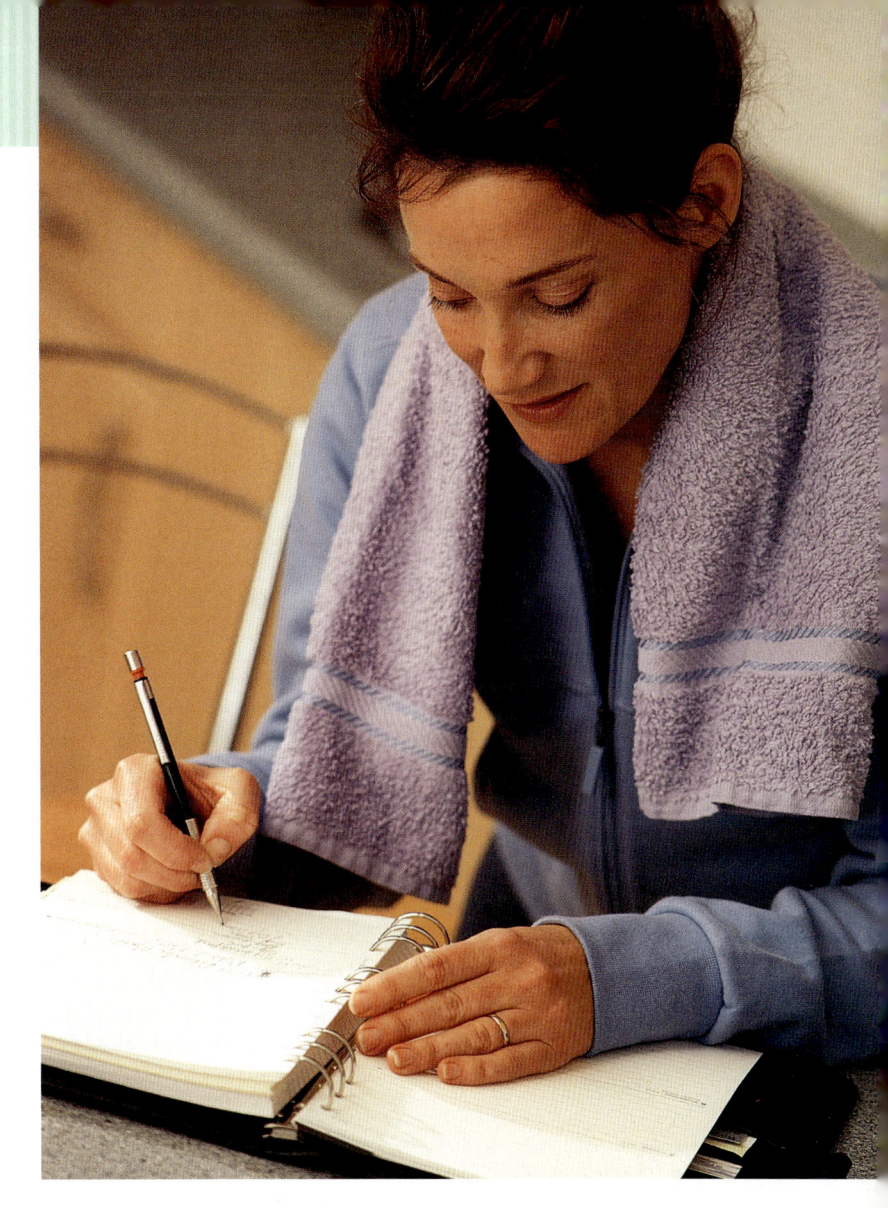

OPÇÕES SAUDÁVEIS

Para o café-da-manhã, opte por granola sem açúcar, mingau, flocos de trigo, flocos de milho, banana assada, banana com torrada de pão integral, maçã assada, ovos (exceto fritos), presunto magro com torrada. Coma iogurte desnatado com frutas frescas, castanhas ou cereais. Bata no liquidificador leite desnatado com uma banana ou outra fruta para fazer uma vitamina saudável. Uma sopa caseira é uma opção barata para o almoço; rica em nutrientes e em antioxidantes, não precisa de gordura. Ou coma um sanduíche de pão sírio ou integral e recheio com baixo teor de gordura – carnes magras assadas, queijo-de-minas ou cottage, ovo cozido, atum com salada. Ou um prato de massa ou de arroz. Ou uma batata assada.

em forma para sempre

A boa forma futura felizmente não depende do passado, mas do presente: as notícias são boas para quem planeja melhorar a aparência. O envelhecimento pode ser retardado por meio de atividade física adequada. Desse modo, para viver mais e ter uma vida plena, devemos fazer exercícios físicos regularmente, além de melhorar e monitorar nossa alimentação pelo resto da vida.

DICAS
- Faça meia hora de exercícios todo dia
- Não fume
- Coma frutas, legumes, verduras, peixes gordos, alho, soja, laticínios desnatados, castanhas e sementes
- Elimine a ingestão de gordura hidrogenada e reduza o consumo de açúcar

envelhecimento

Praticamente todos os sintomas associados ao envelhecimento são, de fato, resultado do sedentarismo: perda de massa muscular, de flexibilidade, de força, de velocidade, da capacidade cardiovascular, enfraquecimento dos ossos, enrijecimento das articulações e depressão. O envelhecimento é gradual, mas se acelera se formos sedentários. Os músculos começam a se atrofiar após alguns dias de inatividade, e a capacidade aeróbica começa a declinar após duas semanas. Depois de alguns dias de inatividade no espaço, até astronautas muito bem condicionados passam a apresentar sinais de envelhecimento. Eles ficam com pressão arterial alta, atrofia muscular, ossos mais fracos, problemas no sistema de equilíbrio e falta de ar. Após várias semanas de gravidade zero e inatividade, ficar em pé torna-se um desconforto. Imagine o dano causado aos idosos que vivem na cama se esse tipo de declínio é experimentado por indivíduos jovens e em boa forma física.

planos a longo prazo

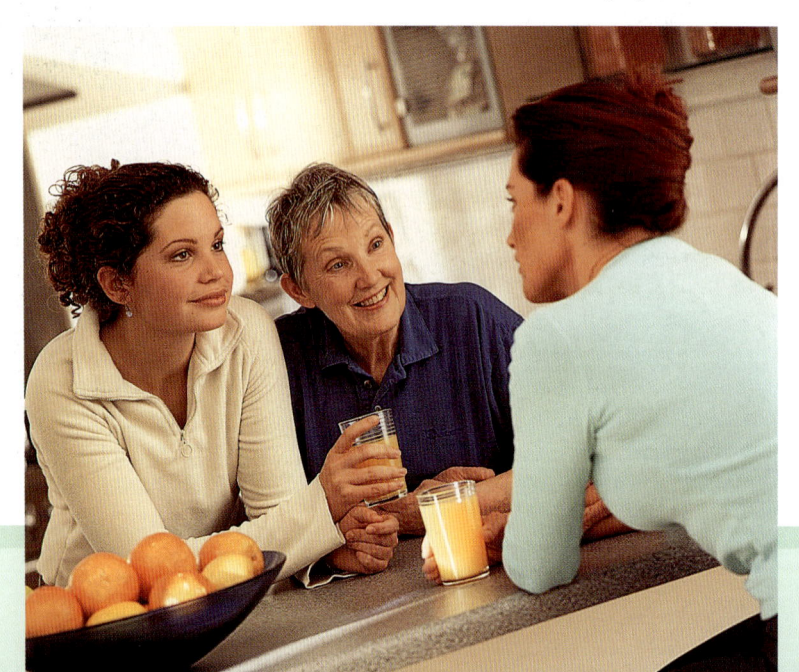

O aspecto mais inacreditável do corpo humano é sua capacidade de rejuvenescer e adaptar-se. Nossos músculos reagem muito bem ao treinamento e jamais perdem essa capacidade. Posto que a vida moderna propicia numerosos problemas de saúde e que o sedentarismo atinge a todos, sua boa forma futura depende de você. Nunca é tarde demais para colher os benefícios da atividade física. Antes de fazer o planejamento para o futuro, identifique suas prioridades, fraquezas, motivações e quanto você está preparada para mudar. Como fará para evitar *junk food*, álcool e cigarros? Não será fácil, mas, se você acreditar em suas metas e tiver um plano realista, a probabilidade de sucesso existe. Os exercícios físicos devem ser agradáveis para que se tornem um hábito, mas é preciso que se transforrnem também em prioridade. Devemos fazer planos de longo prazo que funcionem, além de acostumar-nos a fazer exercícios sozinhas. Então seja realista e programe atividades adequadas ao seu estilo de vida. Você precisa exercitar-se por apenas meia hora diariamente. Supondo que sua vida esteja muito agitada neste momento, você deve iniciar pelo básico e por conta própria. Para se motivar, busque uma atividade que tenha uma fase para iniciantes. Se puder pagar um personal trainer para orientá-la e corrigi-la, faça-o, ao menos por algumas vezes ao ano. Se você não tem com quem deixar seu filho, ande tanto quanto possível. Você corre, anda de bicicleta ou nada? Se o clima estiver feio, encontre formas de exercitar-se em ambiente fechado. Use equipamentos para aumentar sua motivação: pesos, corda de pular, um step ou uma cama elástica, todos são eficazes e baratos.

Lembre-se também de que, se você se sente irritada ou esgotada por causa dos filhos, exercitar-se é a melhor maneira de sentir-se com energia e cheia de vitalidade.

sem exercícios regulares, a forma física declina rápido

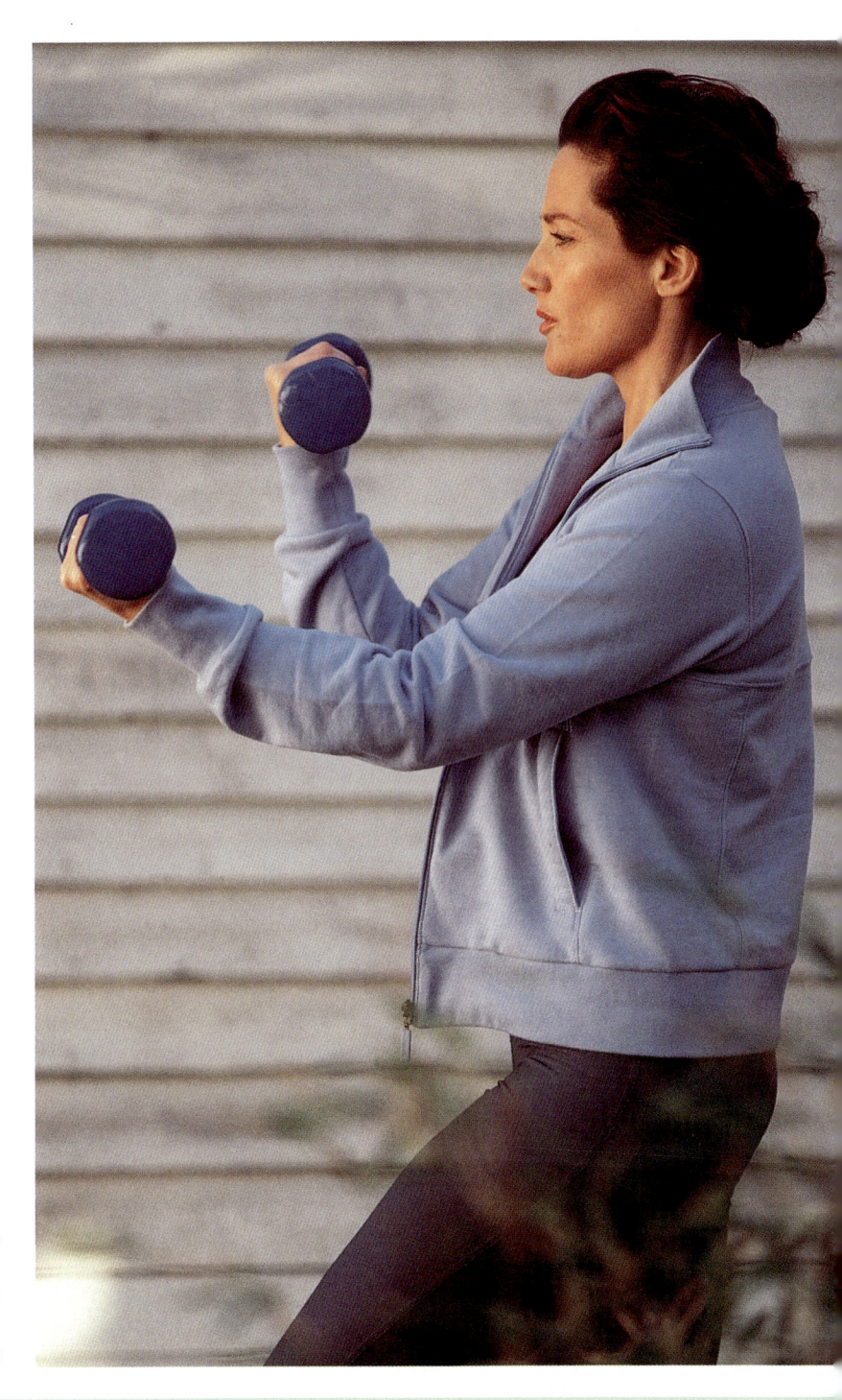

glossário

abdominais, músculos
Há quatro grupos musculares no abdome: reto abdominal, oblíquos internos, oblíquos externos e transverso abdominal.

aeróbico, exercício
Exercício de intensidade média a alta, de longa duração, que aumenta o consumo de oxigênio do corpo. A principal fonte de energia do exercício é a gordura corporal.

anaeróbico, exercício
Exercício de alta intensidade e tempo curto. A energia para ele vem dos carboidratos armazenados na forma de glicogênio, contido em estoques limitados no fígado e no interior dos músculos.

alinhamento
Organização de vários elementos numa linha reta.

antioxidantes
Nome dado aos nutrientes presentes em frutas, legumes, verduras e outras substâncias que ajudam a proteger o corpo dos radicais livres.

articulações
Encontro de dois ossos. Há três tipos principais: imóveis, como o crânio; ligeiramente móveis, como a coluna vertebral; e totalmente móveis, como os dedos, os cotovelos, os joelhos, os ombros e o quadril.

assoalho pélvico
A rede de músculos que sustenta a bexiga, o intestino e o útero.

bíceps
Músculo situado na parte da frente do braço, que permite a flexão do braço no cotovelo.

cardiovascular
Relacionado ao coração e ao sistema circulatório.

cartilagem
Tecido elástico que ajuda os ossos das articulações a se ajustarem e que costuma funcionar como amortecedor de impacto.

condicionamento motor
Conjunto de fatores associados ao movimento, como agilidade, equilíbrio, tempo de reação, coordenação motora, força e velocidade.

deltóide
Músculo situado no alto do ombro, que faz os braços se erguerem lateralmente.

diferenças individuais
Poucas pessoas respondem ao treinamento da mesma forma; vários fatores influenciam essa reação, como o nível de condicionamento, o biótipo, o tipo de músculos e o nível de motivação pessoal.

endorfinas
Hormônios produzidos no cérebro, que são analgésicos naturais. Durante o exercício, a produção de endorfinas aumenta, contribuindo para a sensação de bem-estar.

flexibilidade
A capacidade de movimentar músculos e articulações em sua amplitude máxima. Há exercícios específicos para aumentar a flexibilidade, normalmente chamados de alongamento. O alongamento deve ser realizado com o corpo estático e aquecido.

flexores do quadril
Estes músculos ligam parte da região lombar da coluna e do quadril com a coxa. Servem para levar o joelho até o tórax.

força muscular
Capacidade de um músculo de exercer força.

freqüência cardíaca
Medida da atividade cardíaca, em geral registrada na forma de batimentos por minuto (BPM).

freqüência cardíaca máxima (FCM)
Ponto máximo de elevação da freqüência cardíaca; a FCM é

determinada pela idade e calculada em batimentos por minuto (BPM).

glicogênio
Os carboidratos são armazenados no fígado na forma de glicogênio, uma fonte limitada de energia à disposição do corpo.

glicose
Açúcar simples, principal fonte de energia do organismo, que converte em glicose todos os outros carboidratos. A glicose é armazenada no fígado e nos músculos na forma de glicogênio e pode ser retransformada em glicose a qualquer hora.

glúteos
Grupo de músculos que recobre as nádegas. Os glúteos permitem a rotação das pernas para fora. Eles ajudam a sustentar a coluna quando se inclina o torso para trás.

gordura não saturada
A forma mais saudável de gordura, presente no azeite de oliva, nos peixes, nas castanhas, nas sementes e nos cereais.

gordura saturada
Óleos e gorduras encontrados principalmente em derivados do leite e da carne vermelha. Nociva, ela pode entupir as artérias e provocar doenças cardíacas.

grande dorsal
Uma grande faixa muscular que recobre as costas e serve para abaixar os braços para junto do corpo.

hormônios
Substâncias químicas produzidas pelo organismo. São liberados no sangue e agem sobre a libido, a reprodução e o desenvolvimento do corpo.

índice metabólico basal (IMB)
Taxa pela qual o corpo queima combustível. O exercício aumenta o IMB, enquanto dietas prolongadas ou extremas o diminuem.

ligamento
Faixa de tecido duro que conecta e estabiliza dois ossos quaisquer e que também sustenta os órgãos internos no lugar.

metabolismo
Processo pelo qual os alimentos consumidos são utilizados no fornecimento de energia ao corpo. O índice metabólico em repouso reflete a energia necessária para manter o organismo inativo em funcionamento.

minerais
Grupo de substâncias inorgânicas que ocorrem naturalmente na Terra e que são vitais à saúde humana. Devem fazer parte da nossa dieta para que o corpo funcione de forma adequada.

músculos
Tecidos corporais que têm a capacidade de se contrair e movimentar as articulações.

músculos posteriores da coxa
Flexionam as pernas a partir do joelho.

nível de açúcar
Concentração de glicose no sangue.

obesidade
Condição em que há excesso de peso corporal.

ômega-3, ácidos graxos
Gordura poliinsaturada encontrada nos peixes gordos. Contribui para o bom funcionamento das células e auxilia na produção de energia. É antioxidante.

ômega-6, ácidos graxos
Ácido graxo encontrado em azeitonas, castanhas e sementes.

ossos
Os ossos do recém-nascido consistem de cartilagem. À medida que a criança cresce, a cartilagem se transforma em osso. Ossos desenvolvidos têm camada externa compacta e interior alveolar.

osteoporose
Doença que torna os ossos porosos e com facilidade para quebrar.

peitoral
Músculo do peito usado para levar os braços à frente, cruzá-los e girá-los para dentro.

pelve em posição neutra
Posição que mantém a curvatura e o alinhamento naturais da coluna (*ver p.* 18).

pelve, giro da
Movimento que trabalha os músculos abdominais (*ver p.* 24).

princípios do condicionamento
Duração, freqüência e intensidade são os três princípios.

proteínas
Encontradas em diversos alimentos, as proteínas fornecem a matéria-prima (aminoácidos) do crescimento e da recuperação do nosso organismo. Elas formam a estrutura de músculos, tecidos e órgãos. Em certas circunstâncias, proteínas podem ser convertidas em glicose.

quadríceps
Os quatro músculos na parte da frente e nas laterais da coxa. Eles estendem a perna.

radicais livres
Moléculas naturais e altamente instáveis que costumam ser produzidas a partir de reações químicas ocorridas no nosso organismo. Os radicais livres se estabilizam atacando outras moléculas, o que pode danificar nossas células. Estresse, poluição, má alimentação, exposição excessiva ao sol, tabagismo, radiação e doenças aumentam o número de radicais livres.

relaxina
Hormônio liberado durante a gravidez, permite que a pelve da mãe acomode o feto e que o assoalho pélvico se abra durante o parto.

repetição
Movimento completo de um exercício.

resistência muscular
Capacidade de um músculo, ou grupo muscular, de resistir a uma força por um bom período de tempo.

sobrecarga
Para que a atividade física seja eficiente, é necessário atingir a sobrecarga dos músculos. E isso se consegue com exercícios que forcem a musculatura a fazer mais força que o normal. Assim, um corpo bem tonificado e resistente depende da sobrecarga.

tendões
Tecidos não elásticos que ligam os músculos aos ossos.

treino de resistência
Uso de halteres e/ou do peso corporal para tonificar e aumentar os músculos.

endereços úteis

Por favor, observe que, devido à natureza da internet, alguns destes websites poderão estar fora do ar no momento em que você terminar a leitura do livro.

NUTRIÇÃO

Associação Brasileira de Nutrição
O website da associação apresenta diversos artigos, publicações e notícias sobre saúde e nutrição.
www.asbran.org.br

Associação Brasileira para o Estudo da Obesidade e da Síndrome Metabólica
O site da Abeso traz notícias sobre obesidade e emagrecimento, dicas e receitas light. Aproveite para calcular o seu Índice de Massa Corporal (IMC).
www.abeso.org.br

My Pyramid
Website americano que ensina a quantidade correta de alimentos a ser ingerida. O Departamento de Agricultura dos Estados Unidos lançou o guia de alimentação MyPyramid para educar o público e ensiná-lo a fazer escolhas saudáveis (em inglês)
www.mypyramid.gov

RG Nutri
É um website comercial em que o usuário pode se informar sobre saúde e nutrição. A seção "Caloria e alimentos" traz uma lista completa de alimentos com todas as suas propriedades nutricionais e seus usos terapêuticos.
www.rgnutri.com.br

Sociedade Brasileira de Endocrinologia e Metabologia
Nesta página o usuário dispõe de uma área com informações sobre obesidade, perda de peso e cuidados com a alimentação.
www.endocrino.org.br

SAÚDE E BOA FORMA

Amigas do peito
Organização não governamental fundada em 1980 que trabalha de forma voluntária para a proteção, a promoção e o apoio à amamentação. O website da instituição apresenta depoimentos, artigos e reportagens sobre o assunto.
Disque-amamentação: (xx 21) 2285-7779
www.amigasdopeito.org.br

Emedix
Portal de saúde com um amplo leque de informações sobre doenças, prevenção e tratamentos escritas por médicos. O site dispõe ainda de comunidades nas quais os internautas podem interagir e trocar experiências.
www.emedix.com.br

índice remissivo

a

abdome/músculos
abdominais
 exercícios para 12, 24-5, 80-9
 proteção 13
abdominal
 básica 25, 82
 infra 84-5
 matadora 86-7
 para músculos
  oblíquos 83
abdutores 50
 alongamento 48
ácidos graxos 106
adutores 50
afundo 58
agachamento 38
 com os pés juntos 59
 com transferência de
  peso 52
 com uma perna 57
 de balé 19, 54-5
 passo lateral 36, 52
 profundo 56
alimentação balanceada
 106-9, 118-19
alongamento 12, 90-9
 da panturrilha 26, 47, 64
 da virilha 29, 62
 das costas 22, 23, 28-9,
  40-1, 89, 94-5, 97
 das nádegas 60
 deltóide 98
 do corpo 27
 do flexor do quadril 27,
  48, 65, 93
 do gato 28, 94
 do pescoço 20, 28-9,
  40-1, 42, 89
 do quadríceps 27, 48,
  65, 93
 dos glúteos 60
 dos músculos posteriores
  da coxa 26, 49, 64, 92, 96
 e respiração 96
 específico 90
 geral 90
 para o relaxamento 91
 sustentação 27, 91, 94
amamentação
 e exercícios 102
 e nutrição 102-3
 posição 14
antioxidantes 116-17
assoalho pélvico
 contração 12, 17
 localização dos
  músculos 16

b

bíceps 68
 rosca alternada 75
braços
 alongamento 40-1

c

cálcio 104, 113
calorias 109, 112
 queimar 111
cama elástica 67
caminhada 66
carboidratos 112-13
cardiovascular
 atividade 66-7
cesariana
 recuperação 14-15
 torções do tronco 27
ciclismo 67, 105
cisne, alongamento do 99
como se abaixar 13
companheiro, atenção ao 16
contração abdominal 12,
 24, 81
costas
 alívio da dor e da tensão
  22-3

alongamento 28-9, 40-1,
 94-5
 completo 89
 do cisne 99
 do gato 28, 94
 sentada 99
 fortalecimento 72-3
 parte superior
  alongamento 22, 97
  fortalecimento 12
 região lombar
  alongamento 23
  extensão 72
coxas
 afundo 58
 parte externa
  abdução 63
  alongamento 26-7, 29,
   48-9, 62, 95
 parte interna
  adução 62
  alongamento 62, 95,
   96

d

dança 67, 105
deltóide 68
 alongamento 98
 elevação lateral 76
densidade óssea 104
diário 118-19
dietas rápidas 111

e

ectomórficos 51
endomórficos 51
envelhecimento
 compensação dos
  efeitos do 105
 sintomas 120
eretor da espinha 68, 88
 coluna 18

exercícios
 depois do parto 12
 e amamentação 102
 no solo 84
 para os pés 46
 programa a longo prazo
  120-1
 razões para se
  exercitar 110
 regulares 118

f

flexão
 lateral 28
 lateral do tronco 44
flexão peitoral
 em pé 70
 no chão 71
flexibilidade
 como melhorar 90-1
flexor do quadril 50
 alongamento 27, 48,
  65, 93
frutas 116-17

g

gato, alongamento do 28,
 94
glúteos 50
 alongamento 60
 exercícios de
  condicionamento 50-61
gorduras
 e músculos 69
 na alimentação 106-9
 perder 108-9
grande dorsal 68
grupos musculares
 abdominais 80
 parte inferior do corpo 50
 parte superior do corpo 68

h

halteres 69
  utilização 77
hidroginástica 102
hiperextensão lombar 73

l

lanche 113, 118
libido, perda 16
linha alba 81

m

magnésio 104
mesomórficos 51
metabolismo,
  melhora do 110-11
minerais 116
músculos das pernas
  afundo 58
  agachamento de balé 37
  agachamento com os pés
    juntos 59
  alongamento 60
  glúteos com perna
    estendida 61
  passo lateral 36
  posteriores da coxa 50

músculos oblíquos do
  abdome 80
  prancha 88

n

nádegas
  afundo 58
  agachamento com
    transferência de peso
    36, 53
  agachamento com uma
    perna 57
  agachamento de balé 37,
    54-5
  agachamento profundo
    56
  condicionamento 50,
    52-61
  contração e alongamento
    60
natação 67, 105
nutrição 101-21

o

obesidade 10
oblíquo externo,
  músculo 80
oblíquo interno,
  músculo 80
ombros
  alongamento 21, 28-9,
    43, 61, 95
  desenvolvimento 77
  rotação 21, 43
  tríceps banco 74
onda 40-1
ossos
  enfraquecidos 105
  saúde 104-5
osteoporose
  fatores de risco 104
  prevenção 105

p

panturrilha 50
  alongamento 26, 47,
    64
parte inferior do corpo
  atividades 66-7
  grupos musculares 50
parte superior do corpo
  alongamento 79
  condicionamento 68-79
  grupos musculares 68
passo lateral 36
peitoral 68
  flexões em pé 70
  flexões no chão 71
pelve
  inclinação 12, 24
  neutra 18, 80-81
pescoço
  alongamento 20, 28-9,
    40-2
peso 110-11, 119
posição neutra
  da espinha 24
postura
  melhora 72, 80
  posição neutra
    da coluna 24
  posição neutra
    da pelve 18
  verificação da 18, 98
prancha 88
proteínas 114-15
pular corda 67, 105

q

quadríceps 50
  agachamento com os pés
    juntos 59
  alongamento 27, 48,
    65, 93
quadril
  alongamento 29, 48
  rotação 23, 45, 93

r

radicais livres 116
resistência,
  exercícios de 69
respiração
  alongamento e 96
  profunda 15
reto abdominal 80

s

saltos 67, 105
seios, apoio para 103
sexo, volta ao 16
sobrecarga 33, 69
subir escada 105

t

tibiais 50
tornozelo, exercícios para
  14-5
  giro 46
transverso abdominal 80
  prancha 88
trapézio 68
tríceps 68
  alongamento 78, 98
  banco 74
  desenvolvimento dos
    ombros 77
  flexões do tronco
    (em pé) 70

v

vegetarianas
  amamentação 103
virilha, alongamento 29, 62
vitaminas 116
  D 104
  lipossolúveis 106
  suplementos 113

agradecimentos / sobre a autora

agradecimentos da autora
Gostaria de agradecer a Helen Higgs, grande amiga e colega de trabalho. Helen foi muito importante na realização do vídeo *Getting Back* e uma grande incentivadora deste livro. Obrigada a Corinne Roberts, por tornar o livro possível. A Susannah Steel, que não perdeu a calma nem a paciência durante minha difícil curva de aprendizado. Uau, saiu! Obrigada a Nick Harris, por sua compreensão dos movimentos, e a Liz Coghill e toda a equipe da DK, por produzirem um livro do qual muito me orgulho. Muito obrigada a Ruth Jenkinson, fotógrafa brilhante e um doce de pessoa, e a Kerry, pelo humor negro e pelo talento culinário. Obrigada às modelos Viven e Helena – vocês são lindas. Obrigada ao Dr. Chris A'Court, que sempre me ajudou e me orientou. Um obrigada gigante a Rick Boxall, uma fortaleza. A Mary Young, Christine Webb, Belle (minha consultora de informática) e Clint, por resolverem tudo e me fazerem rir.

agradecimentos dos editores
A Dorling Kindersley gostaria de agradecer a Sally Smallwood, pela direção das sessões de fotografia, e a Ruth Jenkinson, pelas fotos maravilhosas. Agradecemos também a Caroline Buckingham, pela ajuda na montagem do projeto, a Lyndel Costain, pelas informações da seção de nutrição, e a Salima Hirani, pela assistência editorial.

Modelos Deborah Mackin, Helena Bradwell, Viven Noakes, Carey Johnson (capa), Clinton, Bella, Toby, Florence e Pat Mackin, e os bebês Alyanna, India (filha de Mary Doherty Young) e Lola Forsyth (na capa)
Ilustrações Debbie Maizels
Índice remissivo Dorothy Frame

sobre a autora
Deborah Mackin vive com seus três filhos na Andaluzia, na Espanha, e em Oxford, no Reino Unido, onde trabalha com dança e condicionamento físico.